文献ベースで
歯科臨床の疑問に
答える

チェアサイド Q&A
食と栄養編 50

監著 西岡心大
著 黒木幸子、酒井理恵

クインテッセンス出版株式会社　2025

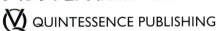

Berlin | Chicago | Tokyo
Barcelona | London | Milan | Paris | Prague | Seoul | Warsaw
Beijing | Istanbul | Sao Paulo | Sydney | Zagreb

クインテッセンス出版の書籍・雑誌は、
弊社Webサイトにてご購入いただけます。

PC・スマートフォンからのアクセスは…

歯学書　検索

弊社Webサイトはこちら

刊行にあたって

　今日ほど口腔と栄養の関係について関心が高まっている時代はない。2023年、政府が公表した「経済財政運営と改革の基本方針」、いわゆる骨太の方針のなかで「リハビリテーション、栄養管理及び口腔管理の連携・推進を図る」ことが明記され、翌2024年の医療・介護・障害福祉の報酬改定においては、リハビリテーション・口腔・栄養の三位一体の取り組みが広く評価された。

　栄養管理は、栄養代謝障害や栄養素の過剰摂取・欠乏による疾患を予防・治療する観点で発展してきた領域であるため、歯科との関連性を見出すのは難しかった。しかし、人口の高齢化にともない、原疾患に加えて咀嚼障害、摂食嚥下障害を生じるケースが増え、栄養サポートチームに歯科医師・歯科衛生士が参画することも珍しくなくなった。現場ではたらく歯科衛生士の皆さんのなかにも、食や栄養に関心をもち、栄養や代謝に問題を抱えた方への対応に悩んでいる方は少なくないと思われる。

　本書は、歯科衛生士の食と栄養に対する関心の高まりを踏まえ、雑誌『歯科衛生士』において企画された連載「チェアサイドQ&A 食と栄養」の2018年1月～2021年12月号までの内容をまとめて、書籍化したものである。専門領域の異なる管理栄養士が、エビデンスと経験に基づきながら食品や栄養素に関する素朴な疑問から流行の健康法までの幅広い質問に、歯科衛生士の方々にもわかりやすい表現を心がけ答えている。ただし、疾患の予防、治療にダイレクトに関係するテーマについては、知識をそのまま対象者に当てはめることのリスクを考慮し、総論的内容に留めている点はご容赦いただきたい。本書を通じて、栄養摂取の入口である「口」の専門家である歯科衛生士の方々が、食や栄養に関する理解を少しでも深めていただければ幸甚である。

2024年11月

西岡心大

もくじ

刊行にあたって 3
執筆者一覧 8

第1章　食品と栄養素に関する疑問

食品
- Q01　子どもに与えたい「噛みごたえのある食べ物」は？ 10
- Q02　コンビニのパンなどに含まれる保存料はからだへの弊害はない？ 12
- Q03　大豆製品の摂り過ぎによる、からだへの悪影響は？ 14
- Q04　「梅干しは1日1個食べるとからだにいい」というのは本当？ 16
- Q05　腸内環境を整えるためにおすすめの発酵食品は？ 18
- Q06　市販の野菜ジュースやふりかけは、野菜の代わりになる？ 20

菓子
- Q07　ストレスを軽減するチョコレートの効果は？ 22
- Q08　塩飴の摂り過ぎはよくない？ 24

栄養素
- Q09　野菜をミキサーにかけると栄養価が落ちる？ 26
- Q10　サプリメントでの栄養素摂取は、食品からの摂取とどう違う？ 28
- Q11　ビタミンCやビタミンB群はサプリメントで摂取しても意味がない？ 30

甘味料
- Q12　キシリトールの全身への影響は？ 32
- Q13　人工甘味料は、結局からだにいい？ 34

食べ方
- Q14　断食をすることによる口腔内環境の変化や全身への影響は？ 36

- Q15　ベジファーストはからだにいい食べ方？ ‥‥ 38
- Q16　正しい栄養の摂り方は？ ‥‥‥‥‥‥‥ 40
- Q17　たんぱく質を多く摂取できる卵の調理法は？ ‥‥ 42

第2章　飲料に関する疑問

水分全般
- Q18　水分補給において、からだにいちばん吸収されやすい飲み物は？ ‥‥ 46
- Q19　透明飲料は、からだにいい？ ‥‥‥‥‥ 48
- Q20　フレーバーウォーターとミネラルウォーターの違いは？ ‥‥‥‥‥‥‥‥‥‥‥‥‥ 50

茶
- Q21　お茶は本当にからだにいい？ ‥‥‥‥‥ 52
- Q22　緑茶、麦茶、ほうじ茶などのお茶は種類によって栄養素が異なる？ ‥‥‥‥‥ 54

清涼飲料水
- Q23　乳酸菌飲料はたくさん摂っても大丈夫？ ‥‥ 56
- Q24　なぜエナジードリンクを飲むと元気が出る？ ‥‥ 58
- Q25　スポーツドリンクを常飲している患者さんへの指導は？ ‥‥‥‥‥‥‥‥‥ 60

その他飲料
- Q26　熱中症対策として、糖分を摂り過ぎない飲み物は？ ‥‥‥‥‥‥‥ 62
- Q27　毎日牛乳を飲めば、背が伸びる？ ‥‥‥ 64
- Q28　1日1杯のお酒はからだにいい？ ‥‥‥‥ 66
- Q29　甘酒は一日どのくらい飲んでOK？ ‥‥‥ 68
- Q30　デカフェのコーヒーは誰が飲んでも大丈夫？ ‥‥ 70

第3章　疾患に関する疑問

口腔関連
- Q31　咀嚼機能が低下した患者さんがおいしく食べられる食事は?……74
- Q32　口腔機能向上のためにできる食事のアドバイスは?……76
- Q33　味覚障害のある患者さんへの食事のアドバイスは?……78

高血圧症
- Q34　高血圧の患者さんへの食事指導のポイントは?……80
- Q35　カカオ率の高いチョコレートは血圧を下げる?……82

がん
- Q36　がん治療を受け、唾液量が減った高齢患者さんの食事は?……84

腎疾患
- Q37　腎疾患のある患者さんへの食事指導のポイントは?……86

肝疾患
- Q38　肝疾患のある患者さんへの食事指導のポイントは?……88

身体機能低下
- Q39　自分で動けない患者さんの1日のエネルギー必要量の計算の仕方は?……90

骨粗しょう症
- Q40　骨粗しょう症の高齢者が意識的に大量にカルシウムを摂取したら骨はもとに戻る?……92

食欲低下
- Q41　「食欲がない」という患者さんへはどのような食事のアドバイスをしたらよい?……94

第4章　ライフステージに関する疑問

小児
- Q42　子どもにお菓子を与えていいのは、何歳から?……98

Q43 少食な子でも、う蝕予防のためには
食事回数を減らすべき? 100

Q44 兄や姉のいる子におやつの回数を
減らしてもらうには、どうすればよい? 102

Q45 発達障害の子どもへの
食事指導のアドバイスは? 104

Q46 味覚が決定するまで甘いものを控えれば、
その後甘いもの好きにならない? 106

成人　Q47 コンビニ食が多い患者さんにはどのような
アドバイスをしたらよい? 108

高齢者　Q48 義歯の患者さんが食べやすい食事は? 110

Q49 フレイルや低栄養を防ぐ、
おすすめの食事は? 112

妊婦　Q50 妊娠中に葉酸を
摂ったほうがよいのはなぜ? 114

レシピ集 117

01 大豆コロッケ

02 かんたん半熟卵のエッグベネディクト

03 『経口補水液』風ドリンク

04 鶏ひき肉のから揚げ

05 鮭ときのこのチーズクリーム煮

06 アジの揚げ南蛮

07 かぼちゃのチーズリゾット

索引 122

執筆者一覧

|監著| 西岡心大 | 長崎リハビリテーション病院 栄養管理室／管理栄養士

|著| 黒木幸子 | 矯正・小児ひまわり歯科／管理栄養士
　　酒井理恵 | 東京医療保健大学医療保健学部 医療栄養学科 管理栄養学専攻／管理栄養士

　　西岡絵美 | 長崎リハビリテーション病院
　　　　　　　在宅支援リハビリテーションセンターぎんや／管理栄養士
　　森 菜美 | 元 長崎リハビリテーション病院／管理栄養士
　　藤井杏奈 | 元 長崎リハビリテーション病院／管理栄養士

第1章

食品と栄養素に
関する疑問

Q01
▼
Q17

食品に関する疑問

Q01 子どもに与えたい「噛みごたえのある食べ物」は?

「子どもには、噛みごたえのあるものを食べさせるとよい」とよくいわれますが、具体的にどのようなものなのでしょうか?

A01 食物繊維の多い野菜や海藻、乾物、筋繊維のしっかりした肉類など、飲み込むまでに噛む回数が多い食品です。

回答：黒木幸子

噛みごたえのあるもの＝硬い食べ物だと思っている方も多いようですが、必ずしも硬いものに噛みごたえがあるわけではありません。食品の噛みごたえは、「硬さ」「弾力性」「付着性」「凝集性（もろさ）」などのテクスチャーと呼ばれる性質で決まり、飲み込むまでに噛む回数が多いものほど噛みごたえがあると考えます[1]。たとえば、リンゴとかまぼこは「硬さ」はほぼ同じですが、かまぼこのほうが「弾力性」が大きく噛む回数が多く必要となるため、噛みごたえも大きくなります。

また、同じ食品でも加熱時間、切り方、水分量によって噛みごたえは変わります[2,3]。たとえば、大根は、大根おろし（生）、おでん（加熱）、千切り（生）、切り干し大根（乾燥）、たくあん（乾燥と漬け込み）で比較すると、大根おろしがもっとも噛みごたえが小さく、順に大きくなります。野菜は、加熱時間が長くなると軟らかくなるため噛みごたえが小さくなります。一方、魚や肉などは、たんぱく質に加熱によって硬くなる性質があるため、いちばん軟らかいのは生の状態です。切り方は、大きく切るほど噛みごたえが出ます。そして、水分は唾液の代わりをするので、水分量が少ないほうが噛みごたえが大きくなります[2,3]。以上のポイントを参考に、食品の選び方やその調理方法をくふうしてみましょう。いろいろな食品やその調理方法による噛みごたえについてまとめた「食物かみごたえ早見表」[3]も参考になります。

さらに、飲み物を飲ませるタイミングは食事の最初か最後にするとよいでしょう。食事中に水やお茶などを飲むと流し込み食べの習慣がついて、いくら噛みごたえのあるものを与えても意味がなくなってしまいます。

また、食事をよく噛んで食べることは食べる環境や食事時間にも影響し[2]、テレビを見ながらの食事、子ども独りだけの食事、「よく噛みなさい」など叱られながらの食事ではよい習慣はつきません。大切なのは、空腹感がもてるように生活のリズムを整えること、背筋を伸ばし、床にしっかり足裏をつけるなど座る姿勢を整えること、せかさずゆっくり楽しく食べることです。咀嚼能力は生まれつきではなく、生後の学習などにより獲得するもので、発達には段階や個人差があります。その子の発達がどこまで進んでいるのかをよく見極め、発達に合わせて進めていくことが大切です。

▼この答えの根拠となる文献はコレ！

1. 日本咀嚼学会（編）．咀嚼の本 噛んで食べることの大切さ．東京：口腔保健協会，2006：29-34．

　健康、医療、福祉における咀嚼の重要性について広く社会に発信していくため、「咀嚼とは何か」をわかりやすく説明し、「咀嚼に関する疑問」に回答している。

2. 赤坂守人．2章 歯科における食事指導とは 目的と方法 2.歯科医としての子どもの食生活とのかかわり方．In：全国小児歯科開業医会（JSPP）編集協力委員会（編）．小児歯科臨床叢書1 歯科医院のフード・カウンセル 食環境の変化と食事指導．大阪：東京臨床出版，2003：40-53．

　近年、子どもの生活は大人の生活パターンに引き込まれ、小児の全身および歯・口腔の健康に影響をおよぼしている。これからの子どもの栄養・食生活指導はこれまでのシュガーコントロールを中心とした内容から、さらに幅広い分野と視野に立った栄養・食生活指導が求められることを示している。

3. 柳沢幸江，田沼敦子．Welcome to かむかむクッキング．東京：医歯薬出版，2001：16-21．

　きちんと噛んで、味わって食べることが、全身にとっても口腔にとっても大切であること、また噛むためのさまざまな料理のくふうも記載されている。

食品に関する疑問

Q02 コンビニのパンなどに含まれる保存料はからだへの弊害はない？

菓子パンなどは保存料が入っているのでまったくカビが生えませんが、それによるからだへの弊害はありますか？

A02 保存料によるからだへの弊害は、通常の摂取量では心配ありません。しかし、保存状態が悪く、カビが生えた場合のカビ毒は、問題があります。

回答：酒井理恵

　菓子パンなどに入っている保存料は、カビや細菌などの発育を抑制し、食品の保存性をよくし、食中毒を予防するために[1,2]、厚生労働大臣が使用許可を定めた「食品添加物（指定添加物）」です。

　食品添加物とは、食品衛生法（第4条第2項）に「食品の製造の過程において又は食品の加工若しくは保存の目的で、食品に添加、混和、浸潤そのほかの方法によって使用する物」、指定添加物とは、「天然・合成など製造方法にかかわらず安全性と有効性が確認されて厚生労働大臣により指定されている物」と定義されています。また、同法（第11条）は食品または添加物の基準や規定について定めており、食品添加物の指定及び使用基準改定に関する指針では、「食品添加物の使用が消費者に何らかの利点（食品の嗜好性・保存性を高める、形を成型する、栄養成分を強化する）を与えるものでなければならない」と定めています。つまり、私たちの口に入る生の食品以外のほとんどは、加工工程で何らかの添加物が使用されているといえるでしょう。

　菓子パンには、保存料以外にも多くの食品添加物が含まれます。食品添加物は、私たちが毎日食べる食品にも含まれているため、すべての年代や個人差のあるヒトが少量でも多種類を長期間にわたり摂取することになります。ですから、その安全性を確認する方法として、さまざまな毒性試験が義務付けられており、とくに長期毒性や発がん性について厚生労働省や農林水産省などで厳密に評価・確認・管理されています[1,2]。そのため、通常の摂取量ではからだへの弊害はないと考えてよいでしょう。

　パンに限らず、加工食品にカビが生えない要因は、保存料によるものだけ

ではありません。食品会社による、製造工程における徹底した衛生管理によるものが大きいのです。つまり、からだへの影響を考えた場合、保存料よりもカビ毒(マイコトキシン、アフラトキシンなど)のほうがよっぽどからだへの弊害(発がん性など)がある[2]ということになります。

▼この答えの根拠となる文献はコレ！

1. 吉田勉(監), 藤井建夫, 栗原伸公, 佐藤隆一郎(編著). 飯樋洋二, 小島聖子, 小林正裕, 高梨美穂, 野村秀一, 橋本弘子, 堀口恵子, 和田安郎(共著). わかりやすい食物と健康4 食品の安全性(第3版). 東京：三共出版, 2019：100-14.

　近年、BSEや輸入食品の農薬汚染、食肉の偽装や不正表示問題などが多発し、消費者の食の安全への関心が急速に高まっている。また、食品衛生行政の面でも制度や仕組みが大きく変化するなかさまざまな情報をわかりやすく解説している。

2. 仲村健弘. 今日からモノ知りシリーズ トコトンやさしい食品添加物の本. 東京：日刊工業新聞社, 2015：10-3, 26-7, 128-9.

　食品添加物は、加工食品や生鮮食品などあらゆる食品に広く活用されており、いまや食品産業を支えるなくてはならない存在である。本書は、日本で使われている食品添加物の代表例を紹介し、それぞれの添加物の役割から実際の使用方法、添加物使用のテクニックまでをわかりやすく図で解説している。

Q03 大豆製品の摂り過ぎによる、からだへの悪影響は？

患者さんが「大豆はからだにいいから豆腐、納豆、豆乳を毎日かなりの量食べています」といっていました。大豆製品の摂り過ぎで、からだに悪い影響はありませんか？

レシピ➡P.118

A03 腎機能が低下している方の場合は注意が必要ですが、そうでなければ、食品で摂る場合は悪影響はほとんどありません。

回答：西岡絵美

　大豆製品は日本食の代表的な食品であり、からだにいいイメージもあるため、豆腐や納豆などを積極的に食べている方も多いのではないでしょうか。大豆にはたんぱく質と食物繊維が多く含まれているという特徴があります。ゆで大豆のたんぱく質含有量は100g当たり13.8gで、これは鶏モモ肉の16.6gとほぼ同等です[1]。さらに、ゆで大豆80g（五目豆小鉢1人前分）当たりの食物繊維は6.4gであり、日本人が1日に摂取すべき目標量（18歳以上64歳以下の男性20g以上、女性18g以上）[2]のおおよそ$\frac{1}{3}$を効率的に摂れる安価な食品だといえるでしょう。

　また、大豆はポリフェノールの一種であるイソフラボンという栄養素を含むことで有名です。イソフラボンは、過敏性腸症候群や更年期の血管障害、骨粗しょう症などの改善効果があるとされていますが、研究報告の結果は一貫しておらず、現時点で効果ははっきりしていないようです。イソフラボンのサプリメントで頭痛が出現した（総イソフラボン摂取量135～177mg／日）[3]、イソフラボンを含む健康食品で甲状腺機能が低下した（大豆・ケール抽出物9g）[4]といった健康被害の報告も散見されるため、サプリメントなどの濃縮物として摂取する場合は注意が必要でしょう。

　そのほか、腎機能が低下した方はたんぱく質が代謝されてできる老廃物が腎臓から排泄されず、腎機能の悪化につながるおそれがあります。その場合は、腎機能の程度に合わせた食事療法が必要なため、医師や管理栄養士に相談されるとよいと思います。

▼この答えの根拠となる文献はコレ！

1. 文部科学省科学技術・学術審議会資源調査分科会（編）．日本食品標準成分表 2020年版（八訂）．長野：蔦友印刷，2021．

　文部科学省により策定される、日常的な食品成分に関するデータ。5年に一度改定され、最新版は八訂である。

2. 「日本人の食事摂取基準」策定検討会．日本人の食事摂取基準（2020年版）II各論 1-4 炭水化物．厚生労働省．2019年12月．https://www.mhlw.go.jp/content/10904750/000586559.pdf（2024年7月22日アクセス）

　日本人におけるエネルギーや栄養素摂取の基準を定めた報告書。健康増進法に基づき5年に一度策定される。

3. Babapour M, et al. Effect of soy isoflavones supplementation on migraine characteristics, mental status and calcitonin gene-related peptide (CGRP) levels in women with migraine：results of randomised controlled trial. Nutr J. 2022 Jul 30；21(1)：50. **PMID** 35906640（大豆イソフラボンの補給による女性の片頭痛の特徴、精神状態、カルシトニン遺伝子関連ペプチド（CGRP）レベルにおよぼす影響：ランダム化比較試験の結果）

　大豆イソフラボンの片頭痛への関連を検証したランダム化比較試験。プラセボ群と比較して、大豆イソフラボンの摂取により片頭痛発作の平均頻度、CGRPレベルが有意に減少した。

4. Nakamura Y, et al. Soy isoflavones inducing overt hypothyroidism in a patient with chronic lymphocytic thyroiditis：a case report. J Med Case Rep. 2017 Sep 5；11(1)：253. **PMID** 28870235（大豆イソフラボンが慢性リンパ性甲状腺炎患者に明らかな甲状腺機能低下症を誘発した：症例報告）

　内服でコントロールしていた慢性リンパ性甲状腺炎と診断された72歳の女性が、全身倦怠感などの症状がみられ受診したところ、甲状腺刺激ホルモン値の上昇などの異常値を示した。6ヵ月間大豆とケールの粉末エキスを1日9g摂取していたことが判明した。患者の血清中にイソフラボンの存在が確認され、健康食品を中止すると甲状腺機能低下の関連指標は消失し、臨床症状は軽減した。

食品に関する疑問

Q04 「梅干しは1日1個食べるとからだにいい」というのは本当？

「1日1個の梅干しはからだにいい」と聞きますが、梅干しは酸っぱいので酸性食品のイメージがあります。本当にからだにいいのでしょうか？

A04 梅干しにはからだに有用な成分が含まれていますが、食塩を摂り過ぎないように注意しましょう。

回答：黒木幸子

　梅干しの独特の酸っぱさは、クエン酸やリンゴ酸によるものです。クエン酸は、唾液や胃液の分泌を促して消化吸収や食欲を増進させます。さらに、エネルギー代謝を活発にして食物を効率よくエネルギーに変え、疲労物質の生成を抑えます。また、加工工程で添加された食塩との相乗作用によって菌の増殖を抑えることから、これまで腐敗や食中毒の予防に使われてきました。最近では、ピロリ菌のはたらきを抑える作用やインフルエンザウイルスの増殖を抑える作用など、さまざまな効果に科学的な根拠があるといわれています[1]。

　一方、注意を要するのは含まれる食塩量です。成人1日の食塩摂取目標量は、男性7.5g、女性6.5g未満[2]ですが、伝統的な梅干しは長期間保存できるよう食塩量が多く、日本食品標準成分表（八訂）によると「梅干し塩漬」大粒1個（正味量20ｇ）の食塩相当量は3.6g、減塩された「梅干し調味漬」で1.5gです[3]。調味梅干しは、食塩量は少なくなりますが、梅干しを水に浸けるなどして塩抜き後に味付けされているので、本来の有用成分は大きく失われ、保存期間も短くなることには注意が必要です。

　また、ご質問の「酸性食品」についてですが、「アルカリ性食品」も同様、食品自体が酸性かアルカリ性かということではなく、その食品が体内で酸性の作用を示すか、アルカリ性の作用を示すかを意味します。酸性食品は、酸性を示すミネラル（硫黄、リンなど）を多く含む肉類、魚類、卵、砂糖、穀類など。アルカリ性食品はアルカリ性を示すミネラル（ナトリウム、カリウム、カルシウムなど）を多く含む野菜、果物、海藻類、きのこ類、大豆製品など

で、梅干しもこちらに含まれます。しかし、人間のからだには恒常性がはたらいているため、食べ物によって血液のpHは変わらないという理由からこの分類は無意味とされ、1990年前後から専門家のあいだでは使われなくなりましたが、近年見直す動きもあるようです[4]。

いずれにしても、肉、魚、卵、穀類などに偏った食事では高カロリー・高脂肪(動物性脂肪)となり、生活習慣病を引き起こす可能性があります。野菜、海藻、きのこ類、大豆製品を摂ることは大切で、「酸性食品・アルカリ性食品のバランスを取る」ことは「栄養的バランスを取る」ことにつながります。

さまざまな食品を組み合わせて、主食・主菜・副菜をそろえ、そこに昔から愛されてきた梅干しのよいところを利用しながら、バランスのよい食事を摂ることをおすすめします。

▼この答えの根拠となる文献はコレ！

1. 宇都宮洋才(監),NHK出版(編). NHKあさイチ 良いこと続々! 梅パワー. 東京：NHK出版, 2011.
   梅がもつ医学的な効能を解説し、その効能を最大限に取り入れる料理や飲み物を紹介している。

2. 「日本人の食事摂取基準」策定検討会. 日本人の食事摂取基準(2020年版). 厚生労働省. 2019年12月. https://www.mhlw.go.jp/content/10904750/000586553.pdf(2024年10月24日アクセス)
   国民の健康の保持・増進を図るうえで摂取することが望ましいエネルギーおよび栄養素量の基準を厚生労働大臣が定めるもので、5年ごとに改定を行っている。健康状態に応じた栄養所要量の推定量や栄養素の安全上限値などを示している。

3. 文部科学省科学技術・学術審議会資源調査分科会(編). 日本食品標準成分表 2020年版 (八訂). 長野：蔦友印刷, 2021.
   文部科学省により策定される、日常的な食品成分に関するデータ。5年に一度改定され、最新版は八訂である。

4. 錦見盛光,福島和明,古市幸生.「酸性食品」・「アルカリ性食品」の栄養学的意義についての再考. 名古屋女子大学紀要. 2013；59：29-39.
   「酸性食品」「アルカリ性食品」を考える根拠が一時期否定されていたが、その後の研究で食品のミネラル組成から体液への食事性酸塩基負荷を推定したところ、尿中の酸排泄量の実測値に近いことが検証された。この研究の総説をふまえ、食事が体液の酸塩基平衡にどう影響するか著者らの見解を交えて論述している。

食品に関する疑問

Q05 腸内環境を整えるためにおすすめの発酵食品は？

便秘気味で悩まれている患者さんがいます。簡単に摂れて腸内環境を整えるために効果的な発酵食品を知りたいです。

A05 発酵食品はどんなものでもよいですが、便秘の改善には、不足しがちな食物繊維や水分をしっかり摂取すること、運動なども必要です。

回答：酒井理恵

　便秘は、「便通異常症診療ガイドライン2023 慢性便秘症」において「本来排泄すべき糞便が大腸内に滞ることによる兎糞状便・硬便、排便回数の減少や、糞便を快適に排泄できないことによる過度な怒責、残便感、直腸肛門の閉塞感、排便困難感を認める状態」と定義されています[1]。慢性的な便秘症の食事療法としては、食物繊維をはじめ、乳酸菌食品や発酵食品の摂取が推奨されています[2]。

　一方、腸内環境とは、腸内に生息する細菌の種類やバランスによって決まるもので、腸内環境が悪化すると腹部のトラブルだけでなく、アレルギーや肌あれなどにもかかわります。腸内環境を決める腸内細菌は、善玉菌（20％）と悪玉菌（10％）、日和見菌（70％）の3種類です。何らかの原因で、悪玉菌が増えると腸内環境が悪くなり、さまざまなトラブルが起こりやすくなります。食物繊維の摂取は、乳酸菌などの善玉菌の割合を増やし、腸内環境を整えることにつながります。また、善玉菌を増やすには、発酵食品や乳製品、大豆製品などの摂取がよいとされています。

　発酵食品は、和食や洋食を問わず私たちの食生活に深く根付いており、調味料やおかず、デザート、酒など、口にしない日はありません。わが国は"発酵王国"といえるほど、発酵食品が豊富な国なのです。近年ではさらに注目が高まり、「腸内環境を整え、免疫を高める」という点もその魅力の1つです。腸内環境を整えるのによいとされている代表的な食品には、ヨーグルトやチーズ、納豆や漬物があります[3]。たとえば、ヨーグルト（乳酸菌）はそのまま食べることができますので、いちばん手軽でしょう。さらに、フルー

ツと一緒に食べることで、食物繊維を同時に摂取することも可能です。また、そのまま食べるのが苦手な方はドレッシングなどに活用してもよいでしょう。納豆も、そのまま食べることができる大豆製品で、同時に食物繊維も摂取できます。匂いなどが気になる場合は、発酵食品の仲間であるキムチを混ぜると気にならなくなります。

　なお、1日3食の規則正しい食事に発酵食品を上手に取り入れ、同時に水分を摂りながら運動もすると、便秘の改善につながるでしょう。

▼ この答えの根拠となる文献はコレ！

1. 日本消化管学会(編)．便通異常症診療ガイドライン2023 慢性便秘症．東京：南江堂, 2023：2-3.

　日本消化管学会編集により、臨床上の疑問をCQ(Clinical Question)、BQ(Background Question)、FRQ(Future Research Question)に分けて解説している。便秘症の定義や分類・診断基準から疫学、病態生理、診断検査、内科的治療などについて、前版以降の進歩や最新知見を盛り込み、まとめられている。

2. 高野正太．主題Ⅱ：慢性便秘症の診療 Ⅴ.慢性便秘症に対する食事療法，運動療法，理学療法．日本大腸肛門病会誌．2019；72(10)：621-7.

　慢性便秘全般に対する共通の治療方法として、食事療法や運動療法、理学療法について、写真などを用いてわかりやすく紹介している。

3. 小泉武夫，金内誠，舘野真知子(監)．すべてがわかる!「発酵食品」事典：基礎知識や解説はもちろん、レシピからお取り寄せまで(食材の教科書シリーズ)．東京：世界文化社, 2013：16-7.

　和食・洋食を問わず、私たちの食生活に深く根付き、からだにもやさしい発酵食品のすべてがわかる1冊。あらゆるジャンルを網羅した「発酵食品カタログ」や、自身で発酵食品を作る際のレシピと発酵食品を活用したレシピなども紹介している。

食品に関する疑問

Q06 市販の野菜ジュースやふりかけは、野菜の代わりになる?

患者さんに「野菜が食べられないときには、野菜ジュースや野菜ふりかけで補っています」といわれました。本物の野菜を摂る代わりになるものでしょうか?

A06 市販の野菜ジュースやふりかけは、野菜の代わりにはなりません。ただし、野菜に含まれている一部の栄養素を補うことは可能です。

回答:酒井理恵

　まず、市販の野菜ふりかけは、一度に摂取できる量が少なく、ふりかけから生野菜や果実といった原料由来の栄養素をたくさん摂取することは困難で、野菜の代わりになるとはいえません。摂取量が増えればかえって食塩の過剰摂取が問題になってしまいます。

　次に、市販の野菜ジュースは、原料由来の栄養素を含有していますが、原料を絞ったり加熱殺菌したりといった製造過程で失われてしまう栄養素もあります※。その代表的なものが、食物繊維とビタミンCです。食物繊維には水溶性と不溶性がありますが、とくに不溶性食物繊維は搾りかすとして除去されてしまいますし、ビタミンCは、加熱殺菌処理の際に一部失活してしまいます。またジュースは、"飲む"だけで"噛む"という動作をともないません。周知のとおり、"噛む"動作は、唾液分泌を促進し消化や口腔内の自浄作用を高めるだけでなく、認知機能などにも関与していて非常に重要な動作です。市販の野菜ジュースも、残念ながら生野菜の代わりとするには十分ではないのです。

　しかし、鉄やカリウム、野菜の色素であるカロテノイド(リコピン、β-カロテン)のように、製造工程の影響をほぼ受けず、むしろ野菜ジュースのような加工品で摂るほうが吸収率が高くなる栄養素もあります。奥山ら[1]は、野菜ジュースの摂取が食後血糖値の上昇を抑制できるとし、田中ら[2]は、野菜・果実ミックスジュースの摂取(β-カロテン)が肌状態の改善に影響すると報告しています。

　以上のことから、野菜はできるだけ食事で摂るように心がけ、野菜ジュー

スやふりかけは補助的に活用するとよいでしょう。市販のサラダや野菜惣菜を一品追加したり、冷凍野菜やカット野菜、洗ってすぐに食べられる野菜で調理の手間を省いたりすれば、忙しい方でも手軽に野菜を摂ることができると思います。また、電子レンジを活用すれば、蒸し野菜や野菜スープなども時間をかけず手軽に調理できますよ。

▼この答えの根拠となる文献はコレ！

1. 奥山愛，吉田和敬，柳岡真伊，糟谷憲明，村田勇，井上裕，金本郁男．野菜ジュースの摂取タイミングの違いによる食後血糖プロファイルの変化．日病態栄会誌 2014；18(Suppl)：S-157．

    野菜ジュースを食前に飲むと、食後の血糖値の上昇を抑制できることをヒト試験で確認した研究。また、野菜ジュースを食事中に飲んだ場合は、食後の血糖値が速やかに低下することも示された。

2. 田中沙紀子，大亀友華，大河原章，砂堀諭，菅沼大行．野菜・果実ミックスジュースの継続摂取が肌（皮膚）状態に与える影響の把握．応用薬理 2016；90(1/2)：13-24．

    30歳以上55歳未満の女性（60名）に野菜・果実ミックスジュース（200mL／日）を8週間飲用させ、肌への影響を調査した研究。結果から、β-カロテンを豊富に含む市販の野菜・果実ミックスジュースの継続摂取は、健康な女性の肌において、隠れジミの減少が促進され、茶色のシミおよびシミの増加が抑制されることを示唆。また、体調（便通、顔・からだのむくみ、貧血）の改善が期待できることも示された。

※家庭でジューサーやミキサーなどを使って作る野菜ジュースやスムージーは、濾したり加熱したりしないため、栄養素を摂取するという観点では問題ないと考えます。ただし、飲料類は"噛む"動作をともなわないため、やはり「野菜の代わりにはならない」と考えます。

菓子に関する疑問

Q07 ストレスを軽減するチョコレートの効果は?

コンビニやスーパーで「ストレスを減らす」という機能性表示食品のチョコレートを見かけます。好物のチョコレートにそんな効用が本当にあるのならうれしいですが、半信半疑でいます。

A07 チョコレート含有成分の中には、ストレス軽減や改善の効果が期待できるものがあります。ただし、摂取には注意も必要です。

回答：酒井理恵

　チョコレートの原材料であるカカオ豆は、紀元前200年頃から「神々の食べ物」と崇められており、19世紀のヨーロッパではその薬効を期待して薬として用いられてきました。生のカカオ豆は原産地で発酵・乾燥させたのち輸出され、その後生産工場で焙煎・磨砕されます。ここに、砂糖を加えて成型したものがチョコレートであり、油脂分を除去した残渣がココアです。

　食品の面からチョコレートの成分を考えると、「カカオマス」と「砂糖」になります。カカオマスには、脂質成分であるココアバターと非脂質成分であるポリフェノールや食物繊維、ビタミン・ミネラル分（マグネシウム、カリウムなど）、苦み成分であるテオブロミン、アミノ酸の一種であるγ-アミノ酪酸（GABA）などが含まれます。なかでも、ストレス軽減や改善に効果があると報告されているのが、マグネシウムやテオブロミン、GABAです。マグネシウムは、幸福感を高めるはたらきのある脳内物質「セロトニン」の合成を助け、ストレスに対抗するはたらきがあります[1]。テオブロミンはセロトニンのはたらきを助ける作用があり、ストレス軽減が期待できるとされています[2]。GABAには癒しやリラックス効果に関する報告が多数あります[3-5]。チョコレートにストレス軽減や改善が期待できるといわれるのは、これらの成分を含有するためです。チョコレートはほかにも、ポリフェノールの成分による抗酸化作用や心血管系の予防・保護作用、歯周病対策としての有効性などの効果も期待できるとされています[6]。

　一方で、カカオの含有量が多いチョコレートには、脂質の過剰摂取の問題があったり、カカオ豆自体に利尿作用や興奮作用のあるカフェインが含まれ

ていたり、摂取によりアレルギーを起こした症例などもあります[7]。また、残留農薬やアフラトキシン（カビ毒の一種）がカカオ豆から検出された報告もあることから、摂取量や衛生面などを含めた注意が必要であるといえるでしょう。

▼この答えの根拠となる文献はコレ！

1. 井上浩義．カカオでからだの劣化はとまる．東京：世界文化社，2017．
   カカオの栄養成分や効能、効率的な食べ方などをまとめたもの。

2. Hashizume S. Stress-reducing activity of various food ingredients. J Intl Soc Life Info Sci. 2010 Mar；28(1)：148-50.（食品素材のストレス改善効果）
   テオブロミンが豊富なカカオエキスは、高いストレス改善効果を有すると示唆された。

3. 森久子，渡部恭子，磯野義員．茶抽出物中でγ-アミノ酪酸を生成する乳酸菌 *Lactobacillus brevis* mh4219の分離とそれを用いた発酵茶飲料のストレス軽減効果．生物工会誌．2007；85(12)：521-6.
   γ-アミノ酪酸（GABA）摂取による癒しやリラックス効果に関する研究。

4. 吉國義明，堀江健二，谷川鯉沙．GABAの製法・安全性・効能効果に関する最近の進捗．Foods & Food Ingred J Jpn. 2008；213(12)：1145-56.
   γ-アミノ酪酸（GABA）摂取による癒しやリラックス効果に関する研究。

5. 藤林真美，神谷智康，高垣欣也，森谷敏夫．GABA経口摂取による自律神経活動の活性化．日栄・食糧会誌．2008；61(3)：129-33.
   γ-アミノ酪酸（GABA）摂取による癒しやリラックス効果に関する研究。

6. 大澤俊彦，木村修一，古谷野哲夫，佐藤清隆．食物と健康の科学シリーズ チョコレートの科学．東京：朝倉書店，2015．
   チョコレートの歴史やテオブロミンの機能、カカオポリフェノールの機能性などさまざまな側面からエビデンスに基づいたチョコレートの魅力を解説している。

7. 厚生労働省．輸入食品に対する検査命令の実施（スリランカ産カカオ豆、その加工品）．令和5年9月12日．https://www.mhlw.go.jp/stf/newpage_35157.html（2024年6月22日アクセス）
   高カカオチョコレートやカカオ豆について、生理作用のある成分と衛生面の問題を消費者へ情報提供している。

菓子に関する疑問

Q08 塩飴の摂り過ぎはよくない?

「熱中症対策で塩飴を頻繁になめている」という患者さんがいますが、ふつうの飴と同様、う蝕になりやすいのではないかと心配です。実際のところ、からだへの影響はどうなのでしょうか?

A08 塩飴の摂り過ぎは砂糖や食塩の摂り過ぎにつながり、疾病の原因となる可能性があります。そのため、適量に留めることが必要です。

回答:酒井理恵

　近年のわが国の、とくに夏の気温上昇を考えると、熱中症対策として手軽に塩分補給ができる塩飴を摂る方も多いでしょう。現在、塩飴は多くのメーカーからさまざまな商品が発売されていますが、いずれも、主原料は砂糖と水飴、そして食塩です。したがって、塩飴の摂り過ぎは、砂糖(糖質)と食塩の過剰摂取に起因する生活習慣病などにつながる可能性があるといえます。

　釈迦に説法だとは思いますが、砂糖が日常的に口腔内に存在している場合、う蝕の原因となる*Streptococcus mutans*を急激に増殖させます[1]。また、砂糖を頻繁に摂取した場合、*Streptococcus mutans*はヒモ状の多糖体(粘着性のある不溶性グルカン)をまとい、歯面への付着が増す[1]とされています。そのため、頻繁に塩飴＝砂糖を摂取する場合は、歯面に菌が定着しないよう毎日しっかりと歯を磨き、う蝕を予防することが必要になります。また、砂糖はう蝕以外にも血糖値を急激に上昇させますから、糖尿病の方や健康診断などで血糖値が高めの方は、摂取量や頻度に注意が必要です。

　さらに、塩飴には食塩が含まれています。2020年4月に改定された「日本人の食事摂取基準」では、食塩相当量の摂取目標量は15歳以上の男性で7.5g／日未満、女性で6.5g／日未満[2]と示されており、これ以上の摂取を継続すると、高血圧症や慢性腎不全、胃がんなどの発症リスクが高まる[2]ともされています。一方、国民健康・栄養調査(令和元年)の結果では、男性10.9g、女性9.3gと、国の基準より多く摂取していることがわかります[3]。塩飴の食塩の含有量は、1粒で約0.14〜0.3gとメーカーによってさまざまです。仮に食塩0.14gの塩飴を1日に7粒摂ったとすると、食事以外に0.98g

と約1gの食塩を摂取したことになります。ちなみに味噌汁1杯当たりの食塩相当量は約1.5gですので、塩飴7粒は味噌汁を$\frac{2}{3}$杯摂取したのと同等です。したがって、塩飴に含まれる食塩量を確認しながら、1日に摂取する量は5〜6粒程度に留めることが必要だと考えます。

▼この答えの根拠となる文献はコレ！

1. 吉田昊哲(編), 花田信弘, 藤原卓, 眞木吉信, 奥猛志(著). ゼロからわかる 小児う蝕予防の最前線. 東京：クインテッセンス出版, 2018.

    「細菌」、「糖(代用甘味料)」、「フッ化物」、「実践」の4視点から、小児う蝕予防に必要な最新知見を紹介。糖の作用についても解説している。

2. 伊藤貞嘉, 佐々木敏(監). 日本人の食事摂取基準(2020年版). 東京：第一出版, 2020.

    日本人の食事摂取基準は、健康の保持・増進、生活習慣病の発症・重症化予防に加え、高齢者の低栄養・フレイル予防も視野に入れて策定されている。エネルギーや栄養素の「摂取量の範囲」を定めており、欠乏症だけでなく過剰摂取も防ぐことを目指している。具体的には、5つの指標(推定平均必要量、推奨量、目安量、目標量、耐容上限量)が設定されており、これらの基準は5年ごとに改定される。最新の研究成果や食生活の変化に基づいて、厚生労働省が策定している。

3. 厚生労働省. 令和元年 国民健康・栄養調査結果の概要. https://www.mhlw.go.jp/content/10900000/000687163.pdf(2024年6月23日アクセス)

    国民健康・栄養調査は、健康増進法に基づき国民の身体状況、栄養素等摂取量および生活習慣の状況を明らかにし、国民の健康増進の総合的な推進を図るための基礎資料を得ることを目的として毎年実施されている。結果は、国や地方公共団体において、生活習慣病予防など健康づくり政策を進めるうえでの資料として活用。また、研究機関でも利用され、国民生活にも役立てられている。

栄養素に関する疑問

 野菜をミキサーにかけると栄養価が落ちる？

野菜をたくさん摂るためにスムージーにして飲んでいるという患者さんがいます。「ミキサーにかけないほうが栄養価がある」と聞いたことがあるのですが、実際はどうなのでしょうか？

 野菜をミキサーにかけると栄養価は多少増減しますが、気にせず摂ってもよいでしょう。

回答：黒木幸子

　国民生活センターが2000年に行った「野菜系飲料等の商品テスト」の分析結果があります[1]。その結果では、ミキサーで作った手作りジュースは生野菜に比べて、ビタミン、ミネラル、食物繊維の含有量が少なくなっています。たとえば、水溶性ビタミンであるビタミンCの場合、生野菜に比べ20%にまで減少しています。ほかにもミキサーで調理した場合、栄養価が減少するとの報告が見られます[2]。しかし、これらの報告は還元型ビタミンCのみの分析です。デヒドロアスコルビン酸を含めた総ビタミンCの分析を行った報告では、還元型ビタミンCが著しく低下してもデヒドロアスコルビン酸は存在しており、総ビタミンCに大きな変化はないとされています[2]。一方、脂溶性ビタミンのカロテノイドはミキサーなどによる破砕で細胞壁が軟化・破壊されるとともにたんぱく質を変性させ、カロテノイドの抽出性と生体利用率を増加させることが知られています[3]。

　調理によるビタミンなどの栄養価の変化は、主に熱分解、酸化や紫外線による分解、酵素分解、調理に用いる水や調理油への流出、加熱による抽出性の向上などがありますので、生野菜をスムージーにすることで栄養価は多少増減します。しかし、スムージーは野菜や果物をまるごとミキサーでブレンドするため、液体のみを抽出するジューサーで作るジュースと異なり、食品全体の食物繊維を摂ることができます。生のままでは硬くて食べにくい皮や茎、根、種なども摂ることができ、これらには抗酸化作用を示すビタミンやポリフェノールなどが普段食べている部分以上に多く含まれています。また、野菜は生のままでは大量に摂りにくいですが、スムージーにすることで

容易に摂取することができます。

　注意してほしいことは、飲みやすくするために果物を多く加えたり、砂糖やはちみつなどをたくさん入れたりしてしまうと糖分を急速に摂取することになるということです。また、調理後、時間の経過とともに酸化や酵素分解が進むので、作り置きはやめるよう伝えましょう。さらに、スムージーにすると咀嚼による健康効果が得られなくなるので、1回の食事の代わりにするのではなく、あくまでも足りない野菜を補うものとして捉えてもらうとよいでしょう。

▼ この答えの根拠となる文献はコレ！

1. 佐藤秀美．栄養「こつ」の科学 カラダと健康の疑問に答える．東京：柴田書店，2010：156．
　栄養の基礎、食品ごとの栄養成分、栄養を上手に摂る食べ合わせのこつ、栄養を活かす料理のこつが解説されている。

2. 小島彩子，尾関彩，中西朋子，佐藤陽子，千葉剛，阿部皓一，梅垣敬三．食品中ビタミンの調理損耗に関するレビュー（その2）（ナイアシン，パントテン酸，ビオチン，葉酸，ビタミンC）．ビタミン．2017；91(2)：87-112．
　ビタミンは調理により損耗することが知られているが、どの程度減少するのかという数値データや文献を網羅的に収集し、出典を明確にしながらまとめた総説。水溶性ビタミンの調理損耗について分析している。

3. 小島彩子，尾関彩，中西朋子，佐藤陽子，千葉剛，阿部皓一，梅垣敬三．食品中ビタミンの調理損耗に関するレビュー（その1）（脂溶性ビタミン，ビタミンB_1，B_2，B_6，B_{12}）．ビタミン．2017；91(1)：1-27．
　ビタミンは調理により損耗することが知られているが、どの程度減少するのかという数値データや文献を網羅的に収集し、出典を明確にしながらまとめた総説。脂溶性ビタミンおよび水溶性ビタミンのB_1、B_2、B_6、B_{12}について報告している。

栄養素に関する疑問

Q10 サプリメントでの栄養素摂取は、食品からの摂取とどう違う?

サプリメントで栄養素を摂るのと、野菜や果物などの食品から摂るのとでは、何か違いがあるのでしょうか?

A10 サプリメントには食品から摂取できないほど多量の栄養素が含まれています。過剰摂取のリスクもあることを理解したうえで必要に応じて使用しましょう。

回答：藤井杏奈、西岡心大

　サプリメントの市場規模は1.2兆円にのぼるともいわれています[1]が、実は明確な定義はなく、「特定成分が濃縮された錠剤やカプセル形態の製品」とされているにすぎません[2]。また、薬以外で「病気を治す」と謳うことは禁じられているため、サプリメントは効能・効果を謳うことはできません（「特定保健用食品」として条件つきであれば、一定の効果が掲載可能）。

　さて、サプリメントが食品と大きく違うのは「特定の栄養素を、食品では摂取できないほど多量に含む」点です。私たちが普段食べている食品は、マクロ栄養素やビタミン、ミネラルなどさまざまな栄養素を含んでいます。十分な食事を摂取していれば、必要不可欠な栄養素はサプリメントなしでも補給できるのです。

　サプリメント摂取による害として有名なものにβ-カロテンがあります。β-カロテンは緑黄色野菜に多く含まれる成分で、抗酸化作用を有し、喫煙者の肺がん発症を抑制することが期待されていました。しかし、喫煙者にβ-カロテンのサプリメントを服用させた大規模介入試験では、肺がん発症リスクが約1.3倍増加することがわかり、研究は中断されました[3]。この研究から、世界がん研究基金のレポートでは、β-カロテンを「肺がんリスクを明確に上げる」ものとして示しています[4]。なお、食品からのβ-カロテン摂取は肺がんリスクとの関連について示されていません[4]。

　骨粗しょう症に対するカルシウムやビタミンD、妊娠準備期、妊娠中の葉酸摂取など、有効性がはっきりしているサプリメントもあるのは事実ですが、非常に限られています。サプリメントにあまり大きな期待をしすぎず、

食事を十分に摂ることが何より大切です。とくに喫煙者や何らかの疾患をもつ場合は、サプリメントによるリスクもあることを理解し、医師や管理栄養士に相談していただければ幸いです。

▼ この答えの根拠となる文献はコレ！

1. インテージヘルスケア．「健食サプリ・ヘルスケアフーズレポート2023」発刊 「コロナ禍中よりも健康を気にする」割合は52％．「抗ストレス対策」などを目的とした健康食品・サプリメントの利用が増加．2023年12月12日．https://www.intage-healthcare.co.jp/wp-content/uploads/2023/12/intage_healthcare_release_d20231212.pdf（2024年7月22日アクセス）

　日本における健康食品・サプリメントの市場動向に関するレポート。

2. 厚生労働省，日本医師会，（独）国立健康・栄養研究所．健康食品による健康被害の未然防止と拡大防止に向けて．厚生労働省．https://www.mhlw.go.jp/topics/bukyoku/iyaku/syoku-anzen/dl/pamph_healthfood_a.pdf（2024年7月22日アクセス）

　健康食品やサプリメントに関する表示制度、利用状況、問題点、健康被害の未然防止や拡大防止についてまとめた、厚生労働省、日本医師会、国立研究開発法人医薬基盤・健康・栄養研究所によるレポート。

3. Omenn GS, et al. Effects of a combination of beta carotene and vitamin A on lung cancer and cardiovascular disease. N Engl J Med 1996 May 2；334(18)：1150-5. PMID 8602180（肺がんおよび心血管疾患に対するβ-カロテンとビタミンAの組み合わせ効果）

　喫煙者やアスベストばく露者など肺がん高リスク者を対象として、β-カロテンとビタミンAサプリメントの投与による肺がん発症の予防効果を検証したランダム化二重盲検プラセボ対照比較試験。中間解析の結果、サプリメント投与群が対照群と比較して肺がん発症リスクが1.28倍高いことがわかり、研究は早期に中止された。

4. World Cancer Research Fund, American Institute for Cancer Research. Diet, nutrition, physical activity and cancer：a global perspective. A summary of the third expert report. https://www.wcrf.org/wp-content/uploads/2021/02/Summary-of-Third-Expert-Report-2018.pdf（2024年11月1日アクセス）（食事・栄養・身体活動とがん：国際的視点）

　世界がん研究基金（World Cancer Research Fund）と米国がん研究協会（American Institute for Cancer Research）による、食事、栄養、身体活動とがんに関する専門家によるレポート。

栄養素に関する疑問

Q11 ビタミンCやビタミンB群はサプリメントで摂取しても意味がない？

ビタミンには水溶性と脂溶性があり、水溶性のビタミン（ビタミンCやビタミンB群）はサプリメントで摂取しても意味がないと聞きました。実際どうなのでしょうか？

A11 ビタミンの性質によって、サプリメントからの吸収率が異なることはありません。原則として栄養素は日常の食事から摂取し、また上限摂取量を超えないよう注意しましょう。

回答：西岡心大

　ビタミンは生命維持に不可欠な微量物質で、水に溶ける水溶性ビタミンと油に溶ける脂溶性ビタミンの2種類に分類できます。水溶性ビタミンにはビタミンB群（B_1、B_2、ナイアシン、パントテン酸、B_6、ビオチン、葉酸、B_{12}）とビタミンCが含まれます。それぞれ腸管から吸収され代謝されますので、食物からでもサプリメントからでも、摂取をすれば体内での動きは一緒です。ビタミンは体内で必要十分量を合成することができませんので、食事からのビタミン摂取量が明らかに少なければ、サプリメントを摂取する意味はあります。ただ、注意すべき点もいくつかあります。

　まず、バランスのよい食事を摂取することが大前提です。厚生労働省が5年に一度策定している「日本人の食事摂取基準」は、日常の食事で必要量を満たす前提で作られています。つまり、日常的にバランスのよい食事を摂ることで必要不可欠な栄養素はすべて補うことができるのです。

　ただし、特定の状況ではサプリメントの使用が想定されています。たとえば、妊娠を考えている女性に対する葉酸の摂取などです。ご存じのように、葉酸摂取不足の女性が妊娠すると、胎児が神経管閉鎖障害を起こすリスクが高まります。そのため、サプリメントなどで葉酸400μg／日を摂取することが推奨されているのです[1]。

　また、食事とサプリメントを合わせることで「耐容上限摂取量」を超える量を日常的に摂取すると、過剰摂取による健康障害のリスクが高まります[1]。水溶性ビタミンではナイアシン、ビタミンB_6、葉酸に耐容上限摂取量が設定されていますが、たとえばナイアシンの場合は耐容上限摂取量350mg／日

とされ、これを超えると下痢・便秘や肝障害などを生じるおそれがあります[1]。市販のサプリメントのなかには1錠で耐容上限摂取量を超えてしまうものもあるので注意が必要です(図1)。

まずはバランスのよい食事を心がけ、必要な方のみサプリメントで補うようにしましょう。

図1 ナイアシンサプリメントの成分表示の例

```
1粒中：
ナイアシン（ビタミンB₃）　500mg（2,500%）
（640mgのイノシトールヘキサニコチネートより）
イノシトール　135mg
（640mgのイノシトールヘキサニコチネートより）
その他の原材料：
セルロース（カプセル）、ステアリン酸（野菜由来）、ステアリン酸マグネシウム（野菜由来）、米粉、シリカ
```

1粒で40歳男性によるナイアシンの耐容上限摂取量（350mg／日）を超える。

▼ この答えの根拠となる文献はコレ！

1.「日本人の食事摂取基準」策定検討会．日本人の食事摂取基準（2020年版）．厚生労働省．2019年12月．https://www.mhlw.go.jp/content/10904750/000586553.pdf（2024年7月22日アクセス）
　日本人におけるエネルギーや栄養素摂取の基準を定めた報告書。健康増進法に基づき5年に一度策定される。

甘味料に関する疑問

Q12 キシリトールの全身への影響は?

キシリトールは、う蝕を誘発しにくい甘味料として知られていますが、摂り過ぎると便が緩くなるなどの副作用もあると思います。口腔以外のからだへはどのような影響があるのでしょうか?

A12 血糖値上昇を認めないなどよい報告がある一方で、10例程度のアレルギーの発症報告があるため、今後の実態把握は急務です。

回答：酒井理恵

　キシリトールは、主に白樺やブナ、トウモロコシの穂軸などに含まれる「キシラン」という多糖類を構成するキシロースを還元し生成されます[1]。糖質であるキシロース由来のため、「糖質系甘味料」に分類されますが、通常は工業的に酵素反応により生産されるため、「人工甘味料」と誤解があるかもしれません。砂糖とほぼ同程度の甘味をもつ一方で、エネルギーはその75％と低く、口の中で溶ける際に熱を吸収する性質から、摂取すると爽快感や清涼感があり、くどさのない甘みが特徴です。そのため、キャンディーやガムなどの食品に配合されていることが多いです。

　キシリトールは、インスリンとは無関係に代謝され血糖値の上昇がないため、糖尿病に罹患した患者の食事に活用されています。また、う蝕細菌に栄養源として利用されにくく[1]、口腔健康状態の維持（細菌の増殖抑制など）に影響がある[2]という報告があり、ほかの糖質系甘味料に比べてう蝕予防効果が見込める数少ない甘味料の1つとされています。

　一方、キシリトール（糖アルコール）は消化酵素で消化されず大腸へ移行します。腸管内の浸透圧が上昇することで、腸管の水分吸収が抑制され、腸管内へ水分が引き込まれることにより、下痢の誘発や腹部の不快感を生じることがあります[3]。緩下剤を服用している場合や、小児の場合には注意が必要です。また近年では、10例程度と少ないですが、食品や歯磨剤、薬剤に含まれるキシリトールが原因で、アレルギーを発症した事例も報告されているため[4-6]、摂取には注意が必要です。さらに米国小児歯科学会では、これまでのキシリトールの研究は、臨床試験が頻回で多量投与といった非現実

的な状況下であり、明確なエビデンスがないことなどの理由から、非う蝕性甘味料とは言い切れず、今後はさらに現実的な研究が必要だと指摘しています[7]。したがって、キシリトールに関する実態把握や研究は急務であるといえるでしょう。

▼この答えの根拠となる文献はコレ！

1. 伊藤汎, 小林幹彦, 早川幸男. 食品と甘味料. 東京：光琳, 2008；26, 201-2.
   甘味料の種類や分類、性質や機能が科学的にまとめられている。

2. Hashiba T, et al. Chewing xylitol gum improves self-rated and objective indicators of oral health status under conditions interrupting regular oral hygiene. Tohoku J Exp Med. 2015 Jan；235(1)：39-46. PMID 25744362（キシリトールガムは、正常な口腔衛生状態を妨げるような状況下において、口腔の健康状態に関する主観的および客観的評価指標を改善する）
   キシリトールガムを噛むと、細菌数の変化を認めずに客観的な口腔健康状態にプラスの影響を与えると示唆されている。

3. 奥恒行, 山田和彦. 基礎から学ぶ生化学 改訂第2版. 東京：南江堂, 2014；70-6.
   糖質のみならず、ほかの物質が生体内でどのように代謝されるかなどをまとめたテキスト。

4. 海老澤元宏, 林典子, 杉崎千鶴子, 飯倉克人. エリスリトール（甘味料）等の摂取による即時型アレルギー全国調査. アレルギー. 2013；62(3/4)：428.
   甘味料摂取による即時型アレルギーの健康被害を調査し、キシリトールによる事例をまとめた研究。

5. 海老澤元宏, 林典子, 杉崎千鶴子. エリスリトール（甘味料）等の摂取による即時型アレルギー全国調査 続報. アレルギー. 2015；64(3/4)：621.
   甘味料摂取による即時型アレルギーの健康被害を調査し、キシリトールによる事例をまとめた研究。

6. 岡本薫, ほか. キシリトールによるアナフィラキシーを呈した一例. 日小児アレルギー会誌. 2015；29(4)：567.
   甘味料摂取による即時型アレルギーの健康被害を調査し、キシリトールによる事例をまとめた研究。

7. American Academy of Pediatric Dentistry. Policy on the Use of Xylitol. 2015年. https://pre-prod.aapd.org/globalassets/media/policies_guidelines/p_xylitol.pdf（2024年11月1日アクセス）
   米国小児歯科学会（AAPD）におけるキシリトールの使用に関する方針：子どものう蝕を予防する目的で、キシリトール製品の使用について支援するための方針がまとめられたもの。

甘味料に関する疑問

Q13 人工甘味料は、結局からだにいい?

う蝕予防のために、患者さんに人工甘味料をすすめるようにしていますが、人工甘味料はからだによくないという話も耳にします。結局、どうなのでしょうか?

A13 現状では「からだにいい」とは言い切れません。個人の食事・生活習慣や疾病などの要因が影響するため、状況に合わせて使用する必要があります。

回答:酒井理恵

　甘味料は、糖質由来の「糖質系甘味料」と、糖質由来でない「非糖質系甘味料」に分類され、さらに「非糖質系甘味料」は、ステビアや羅漢果などの「天然甘味料」と、スクラロースやアスパルテーム、アセスルファムカリウムなどの「人工甘味料」に分けられます[1]。

　人工甘味料は、工業的に塩素を置換したり、異なるアミノ酸を縮合したりして生成されており、天然甘味料に比べ甘味度が高く、カロリーが低いのが特徴です。現在認可されているものは、免疫、生殖、発達機能、神経系などについて多数の動物実験で有害性と毒性が調査・研究されており、通常の使用量ではからだへの危険性はないとされています。しかし、特定成分(サッカリン、アセスルファムカリウムなど)に敏感な人には、アレルギー反応や便が緩くなるといった副作用がみられるなど、甘味料の感受性には個人差があります。人工甘味料は、食品にとどまらず薬剤や歯磨剤などにも使用されていますので、長期的に摂取・使用する際には注意が必要でしょう[2]。

　人工甘味料は、生体内でほとんど代謝されず未変化のまま体外へ排泄されます。したがって、人工甘味料を摂取しただけで体重増加・血糖値上昇が生じることは考えられません[3]。しかし、血糖値の上昇を防ぐために、食欲亢進を起こす可能性があり、甘味を強く感じた被検者ほど一定時間後の食欲亢進が高まるとの報告もあります[4]。これは、「甘味受容→血糖上昇→食欲抑制」という生体本来の恒常性が乱れるためとされています。人工甘味料添加の飲料や菓子類を日常的に摂取するなどといった甘味への暴露や嗜好は、食欲増強につながり、エネルギーの過剰摂取などの悪影響を与える可能性があります。

日常生活のなかで人工甘味料の摂取がからだにいいかどうかについては、このようにまだ生体内への影響が解明されていない点があることから、現状では「からだにいい」と言い切ることはできません。

▼ この答えの根拠となる文献はコレ！

1. 伊藤汎，小林幹彦，早川幸男．食品と甘味料．東京：光琳，2008：27-8，281-95．
　甘味料の種類や分類、性質や機能が科学的にまとめられている。

2. 吉田昊哲（編），花田信弘，藤原卓，眞木吉信，奥猛志（著）．ゼロからわかる 小児う蝕予防の最前線．東京：クインテッセンス出版，2018：52-3．
　「細菌」「糖（代用甘味料）」「フッ化物」「実践」の4視点から、小児う蝕予防に必要な最新知見を紹介。代用甘味料の作用についても解説している。

3. 中島啓．糖尿病の療養指導Q&A 人工甘味料・天然甘味料 人工甘味料・天然甘味料の糖代謝への影響と摂取上の注意点．プラクティス．2016；33(6)：732-4．
　人工甘味料の種類や性質、消化や代謝について解説し、摂取時や栄養指導時の注意点をまとめている。

4. 鈴木麻希，泉杏奈，村絵美，林育代，森谷敏夫，永井成美．エネルギーを有さない人工甘味溶液摂取後の食欲感覚と胃運動 等甘味度天然甘味料溶液との比較．日栄・食糧会誌．2016；69(4)：163-71．
　若年女性12名を対象に、スクラロースが食欲感覚や胃運動におよぼす影響を調査した研究。スクラロースは心拍数や体温を上昇させないが、甘味を強く感じた者ほど一定時間後の食欲亢進が高まることを示唆している。

食べ方に関する疑問

Q14 断食をすることによる口腔内環境の変化や全身への影響は？

最近、ダイエット目的などで断食をしている患者さんが多くいますが、口腔内環境や全身への影響はないのでしょうか？

A14 断食により短期的な減量効果は認められますが、通常のエネルギー制限との差は不明確です。また、口腔内環境への影響は明らかになっていません。

回答：西岡心大

　近年、健康増進目的の断食（またはファスティング）が健康法の一種として広まっています。断食あるいはファスティングについての明確な定義はありませんが、固形物は摂取せず、水分や特殊なドリンクだけを半日〜数週間程度摂取することが多いようです。断食期間前に徐々に食事を減らす準備期、断食後に徐々に食事を増やす回復期を設けている方法も多くあります。

　断食の効果を見る場合は、対象者を断食と別の食事療法とにランダムに割り付けたランダム化介入試験の結果が重要です。断食はエネルギー摂取量の減少をともないますので、3食満遍なく摂取量を減らした場合と比較することで、より断食そのものに効果があるかどうかがクリアになります。摂食と絶食や減食を繰り返す間欠的絶食（Intermittent Fasting：IF）の効果を検証した複数のランダム化比較試験を統合したメタ解析では、IFは通常のエネルギー制限食と比べ、短期的には平均0.9kg減量する効果を認めたものの、中期的効果は不確かでした[1]。さらに、その後実施されたメタ解析においても、大半の研究ではIFの体重減少効果はエネルギー制限食と同等であることが示されました[2]。断食をしなくても、3食均等にエネルギーを減らすことで同様の効果が得られる可能性があります。

　断食が口腔内環境に与える影響は、主に動物実験により検証されています[3]。過体重〜肥満者に対し5日間は通常食、2日間はエネルギーを$\frac{1}{4}$にする減量療法を実施した効果を検証した介入試験では、プロービング後の出血や歯周ポケットが深い人の割合が減少していました[4]。ただし、IFを行わない対照群との比較ではないため、ほかの要因（介入期間中の歯科的治療など）の

影響を排除できず、結果をこのまま鵜呑みにすることはできません。

このように、断食により短期的には多少の減量効果が得られる可能性がありますが、長期的効果、口腔の健康状態への影響は不明確ですので、過剰な期待をもつのはやや早計といえます。

▼この答えの根拠となる文献はコレ！

1. Allaf M, et al. Intermittent fasting for the prevention of cardiovascular disease. Cochrane Database Syst Rev. 2021 Jan 29；1(1)：CD013496. **PMID** 33512717（心血管疾患予防のための間欠的絶食）

    質の高いプロトコールに沿って系統的レビュー・メタ解析を行うコクラン・プロジェクトによる、間欠的絶食の心血管疾患予防に対する効果を検証したレビュー。18研究がレビューに組み込まれ、主要アウトカムである全死亡、心血管疾患死、脳卒中、心筋梗塞または心不全への影響を検証した論文はなかった。一方、減量に関しては短期的には平均0.9kg減量する効果を認めたが、中期的効果は不確かであった。

2. Ezzati A, et al. The effects of isocaloric intermittent fasting vs daily caloric restriction on weight loss and metabolic risk factors for noncommunicable chronic diseases：A systematic review of randomized controlled or comparative trials. J Acad Nutr Diet. 2023 Feb；123(2)：318-29. e1. **PMID** 36126910（等エネルギー下における間欠的絶食と日常的エネルギー制限の非感染性慢性疾患に対する効果：ランダム化対照／比較試験の系統的レビュー）

    間欠的絶食の非感染性疾患に対する効果を平均的に同程度のエネルギー摂取量となるエネルギー制限食と比較した研究に限定して検証したレビュー。抽出された13のランダム化対照／比較試験の結果から、間欠的絶食とエネルギー制限食のメリットは同程度であることが示された。

3. Parveen S. Impact of calorie restriction and intermittent fasting on periodontal health. Periodontol 2000. 2021 Oct；87(1)：315-24. **PMID** 34463980（エネルギー制限と間欠的絶食が歯周組織の健康におよぼす影響）

    主にエネルギー制限や間欠的絶食による歯周病への影響をまとめたレビュー。動物実験では、エネルギー制限により炎症反応や組織損傷が抑制されることが示唆されているが、ヒトにおける研究はほとんどないとされている。

4. Lira-Junior R, et al. Effects of intermittent fasting on periodontal inflammation and subgingival microbiota. J Periodontol. 2024 Jul；95(7)：640-49. **PMID** 38655661（間欠的絶食が歯周病の炎症および歯肉縁下細菌叢に与える影響）

    過体重～肥満者に対し、減食療法実施による歯周病への影響を検証した前後比較介入研究。6ヵ月間の間欠的絶食により、炎症の指標であるC反応性タンパク、HbA1c、血中コレステロール値の改善が見られ、プロービング後の出血、歯周ポケットが深い人の割合に減少が見られた。対照群を設定していないため、得られた効果が間欠的絶食によるものか、その他の変化によるものかは不確かである。

食べ方に関する疑問

Q15 ベジファーストはからだにいい食べ方？

以前から、食事の際に野菜を最初に食べる「ベジファースト」が推奨されています。しかし昔は、ごはんやおかずなどを順序よく食べる「三角食べ」をしなさいといわれました。ベジファーストは、本当にからだにいい食べ方なのでしょうか？

A15 ベジファーストは、血糖値の急激な上昇を防ぐ食べ方です。糖尿病の治療や、肥満の予防に効果的な食べ方だといえるでしょう。

回答：酒井理恵

　ベジファーストという考え方は、実は以前からあります。それは、2013年12月にユネスコ無形文化遺産に登録された"和食文化"のなかにあります。和食の会席料理は、先付（食物繊維が多い）の後に、刺身や焼魚（たんぱく質・脂質が主体）を食べ、最後にご飯物や果物（炭水化物、糖質が主体）を食べます。日本人は欧州白人に比べてインスリン（血糖値を下げるはたらき）の分泌能が極めて低いため[1,2]、この食べ方は体質に対する本能や知恵だったのかもしれません。

　ベジファーストは、糖尿病の食事療法として指導される「食べ方の順番」です。食事で摂った炭水化物（ブドウ糖）は、血糖として全身に運ばれエネルギー源となります。血液内のブドウ糖の濃度を示す血糖値は、食後1～2時間をピークに減少しますが、さまざまな原因により変動します。通常、血糖値は膵臓から分泌されるインスリンによりコントロールされ、一定の幅で維持されます。しかし、インスリンの分泌不足などから血糖値が高い状態が続くと糖尿病となります。したがって、糖尿病の食事療法は、食後の血糖値をいかに緩やかに上昇させるかが鍵になります。

　そこで、血糖の原料である炭水化物の前に、食物繊維を多く含む野菜類などを摂り、血糖値の急激な上昇を防ぐというのがベジファーストの考え方です。これまでの研究では、野菜類の後に主菜（たんぱく質主体）、最後に主食（炭水化物主体）の順番で食べること[3]や、サラダを食べてから10分後にご飯を食べる[4]、サラダにドレッシングをかけること[5]で、いずれも食後血糖値の上昇が緩やかになったと報告されています。

食物繊維による糖質の吸収遅延、たんぱく質や脂質による糖質の胃排出時間の延長などにより、血糖値の急激な上昇が抑制される効果があることや、肥満の原因となる血糖の急激な上昇や下降を予防することから、ベジファーストはからだにとっていい食べ方といえるでしょう。

▼ この答えの根拠となる文献はコレ！

1. Fukushima M, et al. Insulin secretion capacity in the development from normal glucose tolerance to type 2 diabetes. Diabetes Res Clin Pract. 2004 Dec；66 Suppl 1：S37-43. **PMID** 15563978（正常な耐糖能から2型糖尿病発症におけるインスリン分泌能について）

　日本人の非耐糖能障害から、2型糖尿病発症には欧州白人と比べて、インスリン分泌能の低下が明確であると示唆している。

2. Møller JB, et al. Body composition is the main determinant for the difference in type 2 diabetes pathophysiology between Japanese and Caucasians. Diabetes Care. 2014；37(3)：796-804. **PMID** 24130359（体組成は、日本人と白人における2型糖尿病の病態生理学上の相違の主な決定要因である）

　インスリン抵抗性は、日本人は白人よりも低く、その違いの主な決定要因はBMIや体組成の違いであると示唆している。

3. 川﨑美也子, 捧園子, 橋本通子, 深川貴世, 占部知穂, 石川英子. 食後血糖値上昇効果のある継続可能な食べ方の検討. 日未病システム会誌. 2018；24(3)：52-6.

　野菜・卵を食べてから米飯を最後に食べるほうが、食後血糖値上昇を抑えると示唆している。

4. 今井佐恵子, 松田美久子, 藤本さおり, 宮谷秀一, 長谷川剛二, 福井道明, 森上眞弓, 小笹寧子, 梶山静夫. 糖尿病患者における食品の摂取順序による食後血糖上昇抑制効果. 糖尿病. 2010；53(2)：112-5.

　野菜を米飯の10分前に摂取したほうが血糖上昇を抑制するため、「食べる順番」を重視した食事指導が重要であると示唆している。

5. 金本郁男, 井上裕, 守内匡, 山田佳枝, 居村久子, 佐藤眞治. 低Glycemic Index食の摂取順序の違いが食後血糖プロファイルに及ぼす影響. 糖尿病. 2010；53(2)：96-101.

　野菜サラダは、米飯よりも先に摂取するほうが食後血糖上昇を抑制すると示唆している。

食べ方に関する疑問

Q16 正しい栄養の摂り方は?

低糖質ダイエットが流行っていますが、厚生労働省の食事バランスガイドと考え方が違っていて、混乱します。正しい栄養の摂り方を教えてください。

A16 決まった食品や栄養素だけを極端に摂ったり、制限するのは危険です。多様な食品を摂取することで、栄養素もバランスよく摂れます。

回答：酒井理恵

　皆さんは、「食事バランスガイド」をご存じでしょうか？厚生労働省と農林水産省が合同で作成し、個々人の健康づくりを目的とされたものです。1日に「何を」「どれだけ」食べたらよいかを考える際の参考となるよう、食事の望ましい「組み合わせ」とおおよその「量」を、料理単位の計算とコマのイラストを用いてわかりやすく示しています(図2)[1]。

　一方、「低糖質ダイエット」は一般的に糖質のなかでも穀類や根菜類・果物に含まれるブドウ糖や果糖、砂糖などの"糖類"を制限するもので、もともと糖尿病の治療法の1つでした。ところが、昨今若年女性を中心に中高年者や高齢者までもが減量・体質改善として取り入れるようになったため、賛否両論が起こり混乱しています。

　糖質は、脳の唯一のエネルギー源で、血糖値を一定に保つためにも重要なはたらきがあります。糖質制限をすることで、エネルギー産生栄養素であるたんぱく質、脂質、炭水化物の摂取バランスが崩れ、その結果たんぱく質や脂質が過剰に偏り、腎臓に負担をかけたり血中脂質が高くなったり、糖尿病以外の病気のリスクが高まる可能性もあります。ですから、病気でない限り、糖質は食べる量やタイミング、食後の口腔清掃などにも注意しながら適量を摂取する必要があります。

　このように、糖質に限らず「この食品が○○に効く、ダイエットによい」といわれるからといって、決まった食品や栄養素だけを極端に摂取したり、制限したりするのは非常に危険です。

　何をもって"バランスがよい""正しい"と考えるかは、難しいところではあ

ります。管理栄養士が考える"正しい栄養の摂り方"は、「食事バランスガイド」を参考にした摂取方法です。多様な食品を食べることで、栄養素の摂取はもちろん、口腔機能状態[2]・栄養状態の維持や認知症の予防[3,4]につながるという報告があります。結局、さまざまな食品を偏りなく摂るよう心がけることが重要ではないでしょうか。

図2 食事バランスガイド（一部）

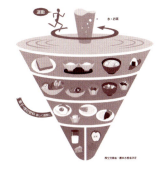

（文献1より転載）

▼この答えの根拠となる文献はコレ！

1. 農林水産省．「食事バランスガイド」について．http://www.maff.go.jp/j/balance_guide/（2024年6月21日アクセス）

　平成17年6月に厚生労働省と農林水産省が、健康で豊かな食生活の実現を目的に策定。1日に「何を」「どれだけ」食べたらよいか、食事の望ましい組み合わせとおおよその量をイラストで示している。

2. Iwasaki M, et al. Association between dental status and food diversity among older Japanese. Community Dent Health. 2015 Jun；32(2)：104-10. **PMID 26263604**（日本人高齢者における歯の状態と食品の多様性との関連）

　日本人高齢者252名を対象に、歯の状態と食品多様性（FDSK-11）との関連を調査。歯の少ない女性は、食品多様性が低く、歯の喪失は高齢日本人女性の食生活の質の低さと関連すると示唆している。

3. 本川佳子，田中弥生，菅洋子，細山田洋子，枝広あや子，高城大輔，平野浩彦，渡邊裕．アルツハイマー病高齢者における認知症重症度別、身体組成・栄養指標に関する検討．日静脈経腸栄会誌．2017；32：(1)：851-7．

　施設入居のアルツハイマー病高齢者301名を対象にした研究。アルツハイマー病高齢者に対しては、体格のみならず種々の筋量を含む基礎代謝量などを定期的に計測し、早期に低栄養などの危険性を見つけ、食欲維持や低栄養予防の介入が必要であると示唆している。

4. 新開省二．全世代を通じたバランスの良い食生活の提唱 主食・主菜・副菜、多様な食品摂取と栄養素密度．栄養誌．2017；75 Suppl 5：58．

　高齢者は、ロコモや認知症、低栄養などの老年症候群の予防が課題。そのほかの世代でも、それぞれ高齢期とは異なる栄養問題を抱えている。全世代で共通する"バランスのよい食生活"とはいかなるものかを提唱している。

食べ方に関する疑問

Q17 たんぱく質を多く摂取できる卵の調理法は？

たんぱく質摂取によいとされている卵ですが、生卵、半熟卵、ゆで卵ではたんぱく質を摂取できる量に違いがあるのでしょうか？

A17 半熟卵は、生卵やゆで卵より、効率よくたんぱく質（アミノ酸）を摂取できる可能性があります。

回答：藤井杏奈

　たんぱく質は、筋肉や皮膚、骨、爪などの基となる三大栄養素の1つです。私たちがたんぱく質を摂取すると、胃や膵臓から分泌される消化酵素の作用によりアミノ酸に分解されます。自然界には100種類以上のアミノ酸が存在していますが、このうち20種類がヒトのからだを構成しています。そのうち9種類は体内で合成できない「必須アミノ酸」で、食品から摂取する必要があります。

　食品中に含まれる必須アミノ酸の含有量と基準値を比較したものを「アミノ酸スコア」と呼び、たんぱく質の栄養価を評価しています[1]。卵のアミノ酸スコアは100であり、必須アミノ酸がバランスよく含まれています。卵黄にはビタミンA、B群、Dや脂質が含まれ、卵白にはたんぱく質が多く含まれています。しかし、ビタミンCと食物繊維は含まれていないため、ほかの食品から摂る必要があります。

　上述のように、卵のアミノ酸スコアは100とされていますが、生卵、半熟卵、固ゆで卵のアミノ酸含有量を比較した研究では、半熟卵の必須アミノ酸スコアがいちばん高く、生卵がいちばん低い結果となりました[2]。卵白のたんぱく質は「アビジン」といい、生の状態では卵黄に含まれるビオチン（ビタミンB群の一種）と結合し、ビオチンの吸収を阻害してしまいます。さらに、卵の体内での利用効率は生卵（51%）より加熱した卵（91%）のほうが高いとされています[3]。逆に加熱しすぎると、熱に弱いビタミンB群、Dは減少します。このため、加熱しすぎず生でもない半熟卵は卵黄と卵白双方の栄養素を効率よく摂取できる料理かもしれません。たとえば、P.118に紹介する

ようなレシピがおすすめです。

　エネルギーが不足していると、たんぱく質を摂取してもエネルギー源として使われてしまいます。卵を摂取するときは、エネルギー源となる穀類や卵に含まれていないビタミンC、食物繊維を含む野菜（ブロッコリー、ほうれん草、ごぼうなど）も一緒に摂ると食事のバランスがよくなります。

▼この答えの根拠となる文献はコレ！

1. 「日本人の食事摂取基準」策定検討会．日本人の食事摂取基準（2020年版）Ⅱ各論 1-2たんぱく質．厚生労働省．2019年12月．https://www.mhlw.go.jp/content/10904750/000586557.pdf（2024年7月22日アクセス）

　日本人におけるエネルギーや栄養素摂取の基準を定めた報告書。健康増進法に基づき5年に一度策定される。

2. Ismail M, et al. Effects of preparation methods on protein and amino acid contents of various eggs available in Malaysian local markets. Acta Sci Pol Technol Aliment. 2013 Jan-Mar；12(1)：21-31. PMID 24584862（マレーシアの地方小売店で入手可能な種々の卵の含有たんぱく質およびアミノ酸に対する調理法の効果）

　調理法による卵のたんぱく質量やアミノ酸スコアを調査した研究。3種の卵のなかでアミノ酸スコアがもっとも低い含有アミノ酸（第一制限アミノ酸）を調理法別に比較すると、半熟卵がもっとも高く、次いで固ゆで卵、もっとも低いのが生卵であった。

3. Evenepoel P, et al. Digestibility of cooked and raw egg protein in humans as assessed by stable isotope techniques. J Nutr. 1998 Oct；128(10)：1716-22. PMID 9772141（安定同位体法によるヒトにおける調理卵たんぱく質および生卵たんぱく質の消化性評価）

　回腸ストーマを有する患者5名に対して、生卵および加熱した卵を提供し、安定同位体法により腸管での吸収効率を評価した研究。腸管での実吸収率は調理卵で91％、生卵で51％であった。

第2章

飲料に
関する疑問

Q18
▼
Q30

水分全般に関する疑問

Q18 水分補給において、からだにいちばん吸収されやすい飲み物は?

脱水、熱中症になったことがあるという患者さんに水分をこまめに補給するようアドバイスしたいのですが、いちばん吸収がよい飲み物はなんでしょうか?

レシピ ➡ P.119

A18 日常的な水分補給は、普段の食事や水、お茶などで十分ですが、脱水時には、水、塩分、糖質をバランスよく含む「経口補水液」が必要となります。

回答：酒井理恵

　私たちのからだは、多くの水と塩分(電解質)が混ざった体液からできています。体液の主な役割は、①必要な栄養素と酸素をからだ中に運ぶ、②不要になった老廃物を体外に運び出す、③体温を調整する、の3つです[1]。体液は、からだに入ってくる水分(代謝水、食べ物の水分、飲料水)と、からだから出ていく水分(尿、便、汗、不感蒸泄)が入れ替わりながら、その量を一定に調節し、維持しています。

　したがって、脱水症は、食事や飲料の供給不足の場合と、発汗や下痢・嘔吐などの喪失過剰の場合に起こります。高齢者は、食欲低下や病気療養で徐々に塩分より水分が多く失われる慢性型、小児は胃腸炎や熱中症で急激に水よりも塩分が多く失われる急性型の脱水になりやすい傾向にあります。なお、体液量は、年齢により体重に占める割合が異なり、胎児は体重の90%、小児70%、成人60%、高齢者50%と加齢とともに減少する[1]ので、日常的な食事の摂取やアルコール以外の水、お茶などの水分補給が重要になってくるわけです。

　その際、ヒトの生命を維持するには、電解質(ナトリウムイオン、カリウムイオン、カルシウムイオンなど)も必要不可欠です。電解質は、細胞外液中や骨・筋肉などの細胞内液中にも存在し、脱水時には水とともに失われるため、生命は危機的な状況になります。ですので、脱水時などの緊急を要する場合は、水と塩分、炭水化物(ブドウ糖)をバランスよく含む「経口補水液」をいち早く摂取することが重要です。

　経口補水液は市販されており、小腸からすばやく吸収され、吸収後もから

だの中に残って体液となり、脱水症をいち早く改善します。脱水が改善されれば、飲み続ける必要はありません。「経口補水液」に近い飲み物のレシピ[2]をご紹介しますので(P.119)、いざというときにお試しください。ただし、糖尿病や腎臓病などの疾患のある方は、「経口補水液」を飲み続けることでその病態を悪化させる場合もあるため、主治医の指示を仰ぐなど注意が必要です。

▼この答えの根拠となる文献はコレ！

1. 谷口英喜．イラストでやさしく解説！「脱水症」と「経口補水液」のすべてがわかる本．東京：日本医療企画，2014：10-9，50-63．
   脱水症の種類、またその正しいメカニズムや経口補水液とスポーツドリンクの違いなどを解説したうえで、適切な対応方法を紹介している。

2. 谷口英喜．熱中症、脱水症に役立つ 経口補水療法ハンドブック 改訂版 脱水症状を改善する「飲む点滴」の活用法．東京：日本医療企画，2013：84-7．
   経口補水療法とは脱水症を改善できる治療法のことで、この経口補水療法の理論から臨床現場や家庭における活用方法までを具体的に一般の方にもわかりやすく解説。手作り経口補水液についても紹介している。

水分全般に関する疑問

Q19 透明飲料は、からだにいい?

数年前に透明飲料が流行りましたが、透明ではない清涼飲料水と比べてからだへの影響に違いはあるのでしょうか?

A19 製造過程の違いによるからだへの影響はありません。しかし、糖質を摂取することによるからだへの影響は、透明でない飲料と違いはありません。

回答:酒井理恵

　これまで、"透明飲料"といえば、水(ミネラルウォーター)や果物の香りがする水(フレーバーウォーター)を指していました。しかし数年前、各社飲料メーカーがコーヒーや紅茶、色のついた炭酸飲料、ビールまでも透明にして売り出し始めました。その背景には、「透明な見た目が健康によさそう」「ダイエット中でも飲めそう」「時間や場所、周囲の視線を気にせず飲める」「歯にステインがつかないように」といったような消費者のもつ印象やニーズがあるようです。

　製法は、コーヒー豆や紅茶葉などの香りだけを抽出する方法や、香料の添加によって本物に近づけているものがほとんどです。したがって、コーヒーの色味成分(メラノイジン、カラメル、クロロゲン酸類)や紅茶の色味成分(テアフラビン、カテキン)などが含まれない、無色の飲料が出来上がります。そのため、歯面に飲料の色素が沈着することを懸念している人が透明飲料を飲むことには、メリットがあるといえるでしょう。

　甘味成分としては、糖類(砂糖、高果糖液糖、スクラロース、アセスルファムカリウムなど)が含まれています。砂糖や高果糖液糖を含む商品には、これらに由来するエネルギー表示がありますが、スクラロースなどの甘味料を含む商品は「0カロリー」と表示されています(「糖質○g」または「炭水化物○g」と表示があります)。一見低カロリーでからだによさそうに見えますが、糖質を摂取していることには変わりはなく、知らないあいだに糖質の過剰摂取につながっている可能性があることは否定できません。

　また、スクラロースやアセスルファムカリウムは人工甘味料の仲間です。

生体への影響として、血糖値上昇を起こさないため、食欲亢進を起こす可能性があり、甘味を強く感じた人ほど一定時間後の食欲亢進が高まるとの報告[1]もあります。ですから、"透明飲料"であってもなくても、日常的にペットボトルや缶入り飲料を摂取する習慣は、食欲増強によるエネルギーの過剰摂取などの悪影響をからだに与える可能性があると知っておくことは重要です。

▼この答えの根拠となる文献はコレ！

1. 鈴木麻希，泉杏奈，村絵美，林育代，森谷敏夫，永井成美．エネルギーを有さない人工甘味溶液摂取後の食欲感覚と胃運動 等甘味度天然甘味料溶液との比較．日栄・食糧会誌．2016；69(4)：163-71．

　若年女性12名を対象に、スクラロースが食欲感覚や胃運動におよぼす影響を調査した研究。スクラロースは、心拍数や体温は上昇させないが、甘味を強く感じた者ほど一定時間後の食欲亢進が高まることを示唆している。

水分全般 に関する疑問

Q20 フレーバーウォーターとミネラルウォーターの違いは?

フルーツなどの味がついたフレーバーウォーターを飲んでいる患者さんがいます。ふつうのミネラルウォーターとどう違うのでしょうか?

A20 フレーバーウォーターは、「清涼飲料水」です。香りや味だけでなく糖分やエネルギーを含んでおり、飲み過ぎるとう蝕や歯周病のリスクが高くなります。

回答：酒井理恵

　農林水産省が定義している「ミネラルウォーター」とは、地表から浸透し、地下を移動中または地下に滞留中に地層中の無機塩類が溶解した地下水である「ナチュラルウォーター」を原水として、品質を安定させる目的などのためにミネラル分の調整や、複数の水源から採水したナチュラルミネラルウォーターの混合などが行われているものをいいます[1]。一方、「フレーバーウォーター」には明確な定義はありませんが、一般的に、見た目は無色透明のミネラルウォーターに見えるものの、飲むとりんごや桃、レモンなどの香りと味がついている飲料をさします。

　両者のいちばんの違いは、フレーバーウォーターは「清涼飲料水」に分類され、糖類（果糖ブドウ糖液糖、砂糖、甘味料など）を使用していることです。ペットボトル1本（約500mL）当たりのフレーバーウォーターには、砂糖量に換算すると約14〜84g、コーヒーなどに入れるスティックシュガー3g入りに置き換えると、少ないものでも4本から多いものでは28本分に相当するといわれています。エネルギーも、高いものでは100mL当たり約30kcalとなっています。

　フレーバーウォーターは、「天然仕立て」「新感覚の水」などといったキャッチコピーで、"水"のイメージが強調されて市販されています。しかし、商品によって差はありますが、水の代わりに気軽に飲み干しているうちに、糖分やエネルギーを過剰に摂取している可能性があります。古くから、砂糖を多く含む食品を頻回に摂取する食生活は、う蝕を誘発し、歯の喪失、口腔機能低下につながることが立証されており[2]、砂糖および甘味料は歯周病を進行

させる可能性がある[3]との報告もあります。

　香りや味がついていて、後味がすっきりしており飲みやすいことから、水分補給として活用している方も多いと思います。しかし、"糖分が入っている飲み物"ですから、飲用する時間帯によっては飲用後の口腔清掃を十分に行わなければ、う蝕や歯周病などのリスクが高くなる飲み物であることを認識し、患者さんにもお伝えする必要があるでしょう。

▼この答えの根拠となる文献はコレ！

1. 全国清涼飲料連合会．ミネラルウォーター類（容器入り飲用水）の品質表示ガイドライン．改正 平成7年2月17日付け 食品流通局長通達 7食流第398号．https://www.j-sda.or.jp/guideline/regulations_and_guidelines/mineralwater.php（2024年9月5日アクセス）
　　ミネラルウォーター類（容器入り飲用水）の定義や品質表示などについて提示している。

2. Diet, nutrition and the prevention of chronic diseases. World Health Organ Tech Rep Ser. 2003；916：i-viii, 1-149, backcover. **PMID** 12768890（食事と栄養による慢性疾患の予防について）
　　2002年1月28日～2月1日、スイス（ジュネーブ）で開催されたWHO／FAO合同専門家協議の報告書。この報告書は、慢性疾患に対する食事と栄養の影響に関するエビデンスをレビューし、公衆衛生政策と戦略について推奨事項を示している。主な目的は、食事と栄養に関連する目標設定だったが、身体活動の重要性も強調。また、肥満、2型糖尿病、心血管疾患（高血圧や脳卒中を含む）、がん、歯科疾患、骨粗しょう症などの慢性疾患の負担を軽減する方法を提示している。

3. 雫石聰，田中宗雄，永田英樹．最近の歯周病と栄養素・食品に関するエビデンス．口腔衛会誌．2011；61(1)：2-12.
　　1995年1月～2010年7月における歯周病と栄養素・食品に関するシステマティックレビューを実施。結果、歯周病と栄養素・食品の関連についてのエビデンスは十分ではないものの、ビタミンC、カルシウム、ビタミンDなどの摂取は歯周病のリスクを減少させるように作用することが明らかになりつつあると示唆。一方、穀類、種実類、砂糖および甘味料や菓子類はプラーク形成に関与していることが示されている。

茶に関する疑問

Q21 お茶は本当にからだにいい？

ご高齢の患者さんに、「お茶はからだにいいから毎日飲んでいます。害はないですよね？」と聞かれました。実際、どうなのでしょうか？

A21 通常量飲む程度であれば安全であると思われますが、濃縮物としての高濃度カテキンの摂取は注意が必要でしょう。

回答：西岡絵美、西岡心大

　日本人に古くから親しみのあるお茶といえば緑茶でしょう。緑茶の注目される栄養素はカテキンで、お茶の渋み成分でありポリフェノールの一種です。「抗酸化作用がある」「コレステロールが低下する」「抗菌作用がある」などといわれており、からだにいいイメージがあります。有効性や安全性についての研究をいくつかみてみましょう。

　カテキンを約200mg含む飲料を1日2本12週間摂取したところ、男性では8週目以降より血清総コレステロール値が低下したという報告[1]があります。一方、軽度高コレステロール血症患者がカテキン150mgを含むカプセルを11週間摂取しても血清総コレステロールおよびLDLコレステロール値に改善はみられなかったとの報告もあります[2]。このほかにも、がんや肥満に対するカテキンの効果を検証した報告は多数ありますが、現時点では有効性があるとする報告と、ないとする報告の両方が存在しており、ヒトにおける安全性や有効性ははっきりとしていないようです。どの程度の緑茶の摂取が安全かについては、調べた限りでは見当たりませんでしたが、自分で抽出した緑茶を通常量飲む程度なら安全であると思われます。しかし、高濃度のカテキン含有緑茶抽出物を摂取することで健康障害を起こしたという報告[3]や、そのほかにもカテキンを含有したハーブサプリメントによる肝障害の報告[4]などがあり、サプリメントなどの濃縮物としてのカテキンの摂取は注意が必要でしょう。

　ただし、カテキンを関与成分とする製品のなかには「コレステロールが気になる方に適する」「体脂肪が気になる方に適する」などの表示ができる「特定

保健用食品(トクホ)」が許可されているものがあります。トクホとは、有効性、安全性などの科学的根拠を示して、国の審査のもとに消費者庁の許可を受けた食品です。過信は禁物ですが、トクホの表示商品は試してみてもよいかもしれません。

▼この答えの根拠となる文献はコレ！

1．Osami K, Yoshitaka K, Mitsuharu Y, Ayumu N, Kozo N, Takami K. Tea catechins reduce serum cholesterol levels in mild and borderline hypercholesterolemia patients. J Clin Biochem Nutr. 2003；33(3)：101-11.（茶カテキンは軽度・中等度高コレステロール血症患者の血清コレステロール値を低下させる）

　茶カテキン含有飲料(250mg)の血中コレステロール低下作用と安全性を検証した二重盲検プラセボ対照試験。茶カテキン含有飲料摂取群の血清総コレステロール値は、ベースラインに比べて8週目に有意に低下し、12週まで減少が維持された。一方、プラセボ群ではいずれの時点でも有意な低下はみられなかった。

2．Trautwein EA, et al. Purified black tea theaflavins and theaflavins/catechin supplements did not affect serum lipids in healthy individuals with mildly to moderately elevated cholesterol concentrations. Eur J Nutr. 2010 Feb；49(1)：27-35. PMID 19639377（精製紅茶テアフラビンとテアフラビン／カテキンサプリメントは軽度・中等度のコレステロール濃度上昇を認める健常人の血清脂質に影響しない）

　紅茶テアフラビン粉末を単独またはカテキンとの組み合わせで摂取した場合の血清総コレステロール(TC)およびLDLコレステロール(LDL-C)の低下効果を検証した二重盲検プラセボ対照ランダム化比較試験。テアフラビン単独、カテキンとの組み合わせのいずれにおいても、統計学的に有意なTC低下、LDL-C低下効果は見られなかった。

3．Otera H, et al. Hypersensitivity pneumonitis associated with inhalation of catechin-rich green tea extracts. Respiration. 2011；82(4)：388-92. PMID 21454952（過敏性肺炎はカテキン高含有緑茶抽出物の吸入と関連する）

　1ヵ月間カテキン粉末を吸入していたことにより過敏性肺炎を生じた51歳男性の症例報告。

4．Navarro VJ, et al. Catechins in dietary supplements and hepatotoxicity. Dig Dis Sci. 2013 Sep；58(9)：2682-90. PMID 23625293（サプリメントに含まれるカテキンと肝毒性）

　Drug-Induced Liver Injury Network(DILIN)に登録された患者を重症度別に分類し、因果関係スコア、疾患の臨床パターン、疾患の重症度との関連性を評価した結果、統計学的有意差は認めなかった。ただし、緑茶抽出物に起因する毒性の症例報告が多数存在するため、注意が必要である。

茶に関する疑問

Q22 緑茶、麦茶、ほうじ茶などのお茶は種類によって栄養素が異なる？

夏はお茶類を飲む機会が増えますが、緑茶、麦茶、ほうじ茶など種類によって体内に摂取できる栄養が異なるのでしょうか？

A22 茶葉の違いによって、成分・栄養素がそれぞれ違います。また、収穫時期によっても異なり、「一番茶」が栄養素の蓄積が多いとされています。

回答：西岡絵美

　日本人の誰もがなじみのある嗜好飲料であるお茶には、緑茶、麦茶、ほうじ茶、玉露、玄米茶、ごぼう茶などさまざまな種類があります。それぞれ、茶葉の原料や製法の違い、収穫時期によっても成分が異なるため、栄養素は同じではありません。

　まず、お茶は代表的な栄養素であるエネルギー、たんぱく質、脂質のいずれもほとんど含まない飲料です。また、ほかの植物にはない特異的な成分として、カフェイン、タンニン、ビタミンCを多く含むことが挙げられます[1]。カフェインの作用は、覚醒度や集中力の向上、利尿作用など[2]が知られており、抹茶＞玉露＞煎茶＞番茶の順に多く含まれています[3]。タンニンはお茶に含まれる渋み成分で、よく知られている「カテキン」はこのタンニンの一種です。抗酸化作用や抗菌作用、コレステロール低下作用などの報告もあり、玉露＞煎茶＞ほうじ茶＞麦茶の順に多く含まれています[3]。

　日常的に親しまれている麦茶とほうじ茶は、同じような茶色でよく比較されるものですが、成分はまったく異なります。ほうじ茶は緑茶の一種で、"焙茶"と書くように緑茶をきつね色になるまで焙煎したものであり、カテキンを含むことが特徴です。一方、麦茶は大麦を原料として作られ、お茶の葉ではないため、カフェインやタンニンを含まないことが特徴です。そのため、カフェインを控えたほうがよい妊婦や授乳婦にもおすすめできる飲料といえるでしょう。

　カフェイン摂取の上限量は、成人の場合400mg／日、妊娠中および授乳中は200mg／日という報告があります[2]。カフェイン含有量の多い抹茶は

100mL当たり（粉末1gとして）32mg、コーヒーは100mL当たり60mgですので、参考にしてください[3]。

　また、冒頭で触れたように、茶葉の収穫時期により栄養素が異なります。春に収穫される新茶（一番茶）は、秋冬期に蓄えられる成分、とくにうま味成分であるテアニンというアミノ酸の蓄積が多いため香り高い味わいとなります[1]。これに対して、二番茶や三番茶は摘採までの期間が短く栄養素の蓄積が少ないため、品質が落ちてしまいます。これが、一般的に新茶がもっとも好まれるゆえんかもしれません。

▼この答えの根拠となる文献はコレ！

1. 石垣幸三. お茶の化学成分，味・香りと茶樹の栽培. 化学と生物. 1981；19(5)：278-85.
   茶の分類、保健機能が期待される成分、味や香りの原因物質などについて解説した総説。

2. van Dam RM, et al. Coffee, caffeine, and health. N Engl J Med. 2020 Jul 23；383(4)：369-78. PMID 32706535（コーヒー、カフェインと健康）
   多くの国で日常的に摂取されているコーヒーとカフェインの生理学的影響、心血管疾患、インスリン抵抗性、肝疾患リスクなどに関するエビデンスをまとめたレビュー。カフェインは疲労軽減や注意力を高める作用が期待されることが示されている。

3. 文部科学省科学技術・学術審議会資源調査分科会（編）. 日本食品標準成分表 2020年版（八訂）. 長野：蔦友印刷，2021.
   文部科学省により策定される、日常的な食品成分に関するデータ。5年に一度改定され、最新版は八訂である。

清涼飲料水に関する疑問

Q23 乳酸菌飲料はたくさん摂っても大丈夫？

インフルエンザの予防などを目的に、お子さんに乳酸菌飲料を飲ませている保護者が多いです。毎日たくさん摂取しても大丈夫なのでしょうか？

A23 乳酸菌は、一度に多くの量を摂っても無駄になってしまうので毎日適量を継続摂取することが推奨されています。

回答：黒木幸子

　人の腸管には、約1,000種類、100兆個の腸内細菌（腸内細菌叢や腸内フローラと呼ばれる）が棲息しています。腸内細菌は、善玉菌、悪玉菌、そのどちらでもない中間の菌（日和見菌）の3つで構成されています。これらの菌は密接に関係し、複雑なバランスを取っていますが、たんぱく質や脂質が中心の食事、不規則な生活、ストレス、加齢、抗生物質の服用などで腸内細菌のバランスが崩れ、悪玉菌が増えた場合、病気の発症に関係することがわかっています[1]。

　健康的な腸内細菌のバランスは、乳酸菌やビフィズス菌などの善玉菌が優勢である状態です。善玉菌は、発酵によって糖から乳酸や酢酸などを作り出し、腸内を弱酸性に保つことによって悪玉菌の繁殖を抑え、腸内環境を整えるはたらきがあります。からだの健康を維持するには、腸内の善玉菌が占める割合を増やし、約20%に保つとよいでしょう[2]。それにより、①便通をよくする、②感染症を予防する、③発がんリスクを低減する、④免疫力を高めるなどの作用があるといわれています[3]。

　さて、その善玉菌を増やすにはどうしたらよいでしょうか。それには2つの方法があります[1]。1つは善玉菌を直接摂取することです。乳酸菌といえばヨーグルトや乳酸菌飲料を思い浮かべる方が多いと思いますが、日本で昔から作られているしょうゆ、味噌、納豆などの大豆を発酵させたものや、漬物、甘酒、日本酒にも多く含まれます。これらの菌は腸内でそれほど長く棲息することはできないので、一度にたくさん摂るよりも、毎日適量を継続摂取することが推奨されています。

2つ目は、野菜類、果物類、豆類などに多く含まれるオリゴ糖や食物繊維などを摂取することです。これらは善玉菌のエサとなり、増殖を促進させます。オリゴ糖は、大豆、玉ねぎ、ごぼう、ねぎ、にんにく、アスパラガス、バナナなどの食品に多く含まれていますので、これらを食事に取り入れるとよいでしょう。

　乳酸菌がからだにいいことは確かですが、乳酸菌だけ摂取すれば健康になれるわけではありません。乳酸菌飲料には、乳酸菌のほかに乳脂肪、砂糖なども含まれており、乳酸菌飲料を飲み過ぎると、乳脂肪や糖分を摂り過ぎることにもなります。その結果、カロリーや脂肪の摂り過ぎによる肥満、糖分によるう蝕、食欲不振などに関係することもあります。乳酸菌飲料は毎日適量を継続摂取し、腸内の善玉菌が継続して活動できるように食事バランスをよくすることが、健康なからだのために大切です。

▼この答えの根拠となる文献はコレ！

1．清水純．腸内細菌と健康．厚生労働省 生活習慣病予防のための健康情報サイト e-ヘルスネット［情報提供］．https://www.e-healthnet.mhlw.go.jp/information/food/e-05-003.html（2024年7月16日アクセス）

　　からだの健康には、腸内の善玉菌の割合を増やすことが重要であり、善玉菌を増やす方法などの情報が示されている。

2．長寿科学振興財団．腸内細菌叢（腸内フローラ）とは．健康長寿ネット．2019年11月21日．https://www.tyojyu.or.jp/net/kenkou-tyoju/kenko-cho/chonai-saikin.html（2024年7月16日アクセス）

　　腸内細菌の種類、はたらき、バランスについて解説している。

3．光岡知足．知りたい！サイエンスシリーズ 人の健康は腸内細菌で決まる！善玉菌と悪玉菌を科学する．東京：技術評論社，2011；115-8．

　　60年にわたって腸内細菌を研究してきた著者が、腸内細菌学の歴史、腸内細菌の人と健康とのかかわり、そして今後の機能性食品学について示している。

清涼飲料水に関する疑問

Q24 なぜエナジードリンクを飲むと元気が出る?

仕事熱心で、平日は毎日エナジードリンクを飲んでいる患者さんがいます。糖分も含まれているため摂取頻度を減らしてほしいと考えていますが、そもそもエナジードリンクはどうして飲むと元気が出るのでしょうか?

A24 主成分である「カフェイン」の作用により、"元気が出る(覚醒)"という感覚がもたらされるためですが、摂取量には注意が必要です。

回答：酒井理恵

　エナジードリンクは健康の保持に効果があり、カフェイン、ビタミンB群、炭酸水、果糖などを含んだ清涼飲料水で、通常は炭酸飲料として市販されています。コンビニなどで手軽に購入できるエナジードリンク1缶には、カップ1杯のコーヒー・紅茶よりも多くのカフェインが含まれていることをご存じでしょうか(表1)[1]。

　カフェインは、1819年にドイツの分析化学者ルンゲによってコーヒー豆から単離された成分です[2]。コーヒーやお茶(緑茶、紅茶、烏龍茶)、ココアなどの飲料やチョコレートに含まれるほか、医薬品にも利用されており、近年は栄養剤やエナジードリンクにも含まれています。摂取したカフェインは、大部分が小腸で吸収され、血液を介して全身に行きわたり、血液脳関門(有害物質を脳に通さないしくみ)を簡単に通過し、中枢神経を刺激してさまざまな機能を発揮します。

　カフェインは、アデノシン(抑制性神経伝達物質)と化学構造が類似しています。脳内ではアデノシンがアデノシン受容体と結合することで、疲労を感じます。しかし、カフェインとアデノシン受容体が結合すると、カフェインの精神運動刺激作用によって疲れを感じにくくなり、眠気が覚めてスッキリするとされ、これが"元気が出る"感覚につながると考えられます[2,3]。

　また、代謝・排泄には肝臓や腎臓が関与しますが、血中カフェイン濃度の半減期は個人差があります。健康成人では約4時間(2〜8時間の幅)とされ、肝臓・腎臓に障害がある場合はカフェインの効果が強く表れ、さらに持続時間が長くなり、反復摂取すると耐性形成され依存性があります[1]。

カフェインに関する複数のデータからは、健常成人ではカフェイン摂取量を300mg（5mg／kg）／日以内に留めることで問題が生じることなく、有益効果（血管拡張作用、利尿作用、胃酸分泌促進作用など）を受けるとされている[1,2]ことからも、過剰摂取にならないよう注意する必要があるでしょう。

表1 代表的な飲料中のカフェイン量

製品	容積(mL)	カフェイン量(mg)
エナジードリンク①	355	144
エナジードリンク②	250	250
エナジードリンク③	250	80
ドリップコーヒー	150	135
インスタントコーヒー	150	68
紅茶	150	30
緑茶	150	30

（文献1より引用作成）

▼ この答えの根拠となる文献はコレ！

1. 栗原久．日常生活の中におけるカフェイン摂取 作用機序と安全性評価．東京福祉大大学院紀．2016；6(2)：109-25.

    日常生活中の嗜好品、あるいは医薬品中の成分として摂取されているカフェインについて、その効果を信頼性の高い臨床実験および疫学調査として報告された論文を総括し、過剰摂取による有害効果をもたらすことなく、安全に使用するための注意点を評価・考察した総説。複数のデータの総括からより安全性を考慮すると、成人ではカフェインの1日摂取量を300mg（5mg／kg）以内に留めることで、カフェイン関連問題を生じることなくその有益効果を受けることができると示唆している。

2. 廣佐古裕子，川﨑英二．イラストで学ぶ 機能性成分なるほど講座（第30回）カフェイン．Nutrition Care．2014；7(12)：1235-7.

    カフェインの特徴や体内でのさまざまな作用について、イラストを用いてわかりやすくまとめた総説。

3. John Emsley, Peter Fell（著），渡辺正（訳）．からだと化学物質 カフェインのこわさを知っていますか？ 東京：丸善，2001；101-18.

    カフェインや添加物、汚染物質などの化学物質がからだに入ってきたら何をするのか、自分に合わない物質はどうやって見つけるか、害を避けるにはどうすればよいかを紹介。とくにカフェインは、コーヒーをはじめお茶やコーラ、チョコレートなどにも含まれているため、その効果や生化学的な作用についてわかりやすく解説している。

清涼飲料水に関する疑問

スポーツドリンクを常飲している患者さんへの指導は？

近頃、保育園や運動部でスポーツドリンクの飲用が義務付けられていることが多く、「飲み物をお茶に変えて」という指導がしにくく困っています。アドバイスできることがあれば教えてください。

目的に合ったスポーツドリンクの選び方、飲む量、飲み方に注意するようアドバイスしましょう。

回答：黒木幸子

　スポーツドリンクは、発汗によって失われた電解質と水分をすばやく効率的に補う目的でつくられています[1]。そのためスポーツドリンクには、主に塩分（ナトリウム）、糖質が含まれており、さらに、商品によって特徴を出すためビタミン、ミネラル、アミノ酸、クエン酸などが加えられています。

　多量に汗をかくと水分とともに塩分が失われます。とくに、夏場など発汗量の多いときは、水分だけの補給では体液が薄まり、低ナトリウム血症を引き起こしてしまいます[2]。そのため、日本スポーツ協会では、運動中の飲料には0.1〜0.2％の塩分（ナトリウム換算で100mL当たり40〜80mg）を含むものを推奨しており、スポーツドリンクは大体この範囲内で作られています[2]。

　一方で糖質は、運動のエネルギー源となるだけでなく、小腸での水分や塩分の吸収効率を高めるために加えられており[1]、日本スポーツ協会では、4〜8％程度の糖質濃度を推奨しています[2]。しかし、糖分を多く含むものもあるため、栄養成分表示の確認をおすすめします。糖質含有量は栄養成分表示の炭水化物の表示値が目安となります[※]。

　スポーツドリンクには、商品により浸透圧が高いものと低いものがあります。スポーツ時など汗を多量にかいたときの水分補給と普段の生活での水分補給では、要求される浸透圧が異なります。発汗量が多いときには糖質が少なく、塩分が多いものが適していますので、目的や状況に合ったものを選ぶとよいことをお伝えしましょう。「水で薄めるといい」と聞きますが、糖質濃度は速やかに水分吸収されるように考えて作られているため、また十分な塩

分補給ができなくなるためおすすめしません。

　スポーツドリンクを過剰摂取すると、肥満やう蝕の問題があるだけでなく、高血糖状態が続くいわゆる「ペットボトル症候群」に陥る心配もあります。また、血糖値が上がると喉が渇き、さらにスポーツドリンクを飲んでしまうという悪循環が起こります。重症化すると意識障害を起こすこともあるので、注意が必要です。

　そのほか、スポーツドリンクの飲み過ぎでビタミンB_1欠乏症を起こすことがあります[3]。ビタミンB_1は糖質を分解してエネルギーを作るために必要なものですが、スポーツドリンクの多飲により大量に糖質を分解することで不足します。スポーツドリンクにはビタミンB_1が含まれているものもありますが、基本的には食事からしっかり摂取するよう伝えましょう。

　以上のことから、スポーツドリンクは目的や状況に合ったものを選び、適量だけを飲むこと、またダラダラ飲みは避けるなど飲み方に注意することをアドバイスしましょう。

▼この答えの根拠となる文献はコレ！

1. 濱田広一郎．運動時の水分補給．健康運動科学．2019；9(1)：27-8．
   イオン飲料の研究に関する知見をもとに、運動時の水分補給飲料に配合されている成分の科学的根拠などが示されている。

2. 日本スポーツ協会．スポーツ活動中の熱中症予防ガイドブック．2019年．https://www.japan-sports.or.jp/Portals/0/data/supoken/doc/heatstroke/heatstroke_0531.pdf（2024年7月16日アクセス）
   スポーツ活動中の熱中症予防の方法や熱中症になった場合の救急処置について詳しく示されている。環境温度に応じてどのように運動したらよいかの目安や運動時の水分補給の仕方なども示されている。

3. 塚崎朝子．イオン飲料、子どもには注意　ビタミンB_1の不足誘発．日本経済新聞．2017年6月30日．https://www.nikkei.com/nstyle-article/DGXKZO17978940S7A620C1W10601/（2024年7月16日アクセス）
   脱水症状がないときに水分補給のためにイオン飲料やスポーツドリンクを過剰摂取することによるビタミンB_1欠乏が増加している。飲み方に注意することを促している。

※栄養成分表示が100mL当たりのものと1本当たりのものがあるので注意が必要。

その他飲料に関する疑問

Q26 熱中症対策として、糖分を摂り過ぎない飲み物は？

メディアなどで熱中症対策にスポーツドリンクの飲用がすすめられていますが、糖分が多く含まれう蝕の原因になるため心配です。なるべく糖分の少ないものをすすめたいのですが、どんなものがおすすめでしょうか？

A26 日常生活では、水・麦茶をこまめに飲みましょう。大量に汗をかいたときなどは経口補水液が熱中症対策として有効です。

回答：黒木幸子

人は汗をかくことで体温調節をしています。汗の原料は、血液中の水分や塩分ですから、汗で失われた分を適切に補給する必要があります。高温多湿で体内の水分や塩分のバランスが崩れ、体温調節ができなくなると、熱中症となります。

人は軽い脱水状態ではのどの渇きを感じないため、のどが渇く前あるいは暑い場所に出る前に水分補給をしておくことが大切です[1]。日常生活で摂取する水分のうち、飲料として摂取すべき量(食事などに含まれる水分を除く)は、1日当たり1.2Lが目安とされています[1]。小児の推奨量は設定されていませんが、個人の状態に合わせた水分量の調整が必要となります[2]。

スポーツドリンクは、大量に汗をかいたときや熱中症の兆候が出たとき、食欲不振・下痢など体調不良のときに飲むことが推奨されています。しかし、なかには塩分量が少なく糖質が多いものもあり[1]、常飲するとう蝕や食欲不振の原因になることもありますので注意が必要です。一方、経口補水液は、水分と塩分にくわえ、腸での吸収がよくなるように糖質が適度に含まれているためおすすめです。そのほか、梅昆布茶、味噌汁などもミネラルや食塩が豊富に含まれているので、熱中症予防には有効と考えられています[3]。

一方、緑茶やウーロン茶などカフェインを含む飲料やアルコールは、体内から水分を排出する作用があるため水分補給には適しません。とくに高齢者は緑茶を好む方が多いので、周りが注意してあげましょう。

日常生活での水分補給としては、水や麦茶がおすすめです。麦茶はカフェインゼロでミネラルも含まれるほか、①胃粘膜を保護する、②血液をサラサ

ラにする、③抗酸化する、④ストレスを和らげる作用があります[3]。

　とくに乳幼児の場合は、母乳や育児用ミルク、食事をきちんと摂取できていれば、水、白湯、麦茶で十分です。甘みのあるイオン飲料やジュースを飲むと空腹感が低下し、母乳やミルク、食事量が減ってしまいます。その結果、必要な栄養素を十分摂ることができなくなる原因になります。さらに、糖分や塩分の多い飲料は、乳幼児の腎臓に負担をかけてしまうおそれもありますので、控えたほうがよいでしょう[3]。

　熱中症予防には、普段からしっかり食事を摂る習慣をつけて体調管理を心がけることが重要です。そのためにも、日常の水分補給は水か麦茶という習慣をつけるとよいでしょう。

▼この答えの根拠となる文献はコレ！

1. 環境省．熱中症環境保健マニュアル 2022．環境省熱中症予防情報サイト．https://www.wbgt.env.go.jp/pdf/manual/heatillness_manual_full.pdf（2024年7月16日アクセス）
　熱中症についての基本的な知識から予防法まで幅広く示されている。

2. 日本救急医学会．熱中症診療ガイドライン2024．https://www.jaam.jp/info/2024/files/20240725_2024.pdf（2024年11月1日アクセス）
　熱中症診断ガイドライン2015から10年が経過し、そのあいだに出た情報や治療方針を整理し、新しい熱中症の重症度分類、診断基準、治療法、予防策などを示している。

3. 三宅康史，島本和恵，家栄研編集委員会，野口節子．特集2 かしこい水分補給で夏をのりきる 甘く見ないで"熱中症"．食べもの通信．2017；558(8)：15-22．
　近年の熱中症発症状況と対策、乳幼児の水分補給などについて解説している。

その他飲料に関する疑問

Q27 毎日牛乳を飲めば、背が伸びる?

中学生の患者さんが「背を高くしたいから毎日お風呂上がりや寝る前に牛乳を飲んでいる」といっていました。実際、背が伸びるのでしょうか?

A27 牛乳に含まれる良質なたんぱく質やカルシウムは、身長の伸びに必要な栄養素ですが、牛乳だけで背が伸びることはないでしょう。

回答:黒木幸子

　牛乳が身長増加に与える影響は大きいといわれていますが、「牛乳さえ飲めば背が伸びる」というわけではありません。身長は足りないものがあると伸びが鈍化し、それを補うと伸びがよくなります。低身長の原因はカルシウム不足のみではありませんし、また、牛乳を過剰に飲むとほかの食物を食べる食欲がなくなったり、肥満の原因となり、その結果、身長の伸びに影響を与えることもあります。

　身長の伸びは、遺伝に加えて、睡眠、運動、栄養の3つの要素がかかわっています。背が伸びるとは、成長ホルモンのはたらきにより「骨端線(こったんせん)」と呼ばれる骨の両端にある軟骨部分が伸びるということです。骨端線は大人になるとなくなり、骨は伸びなくなります[1]。したがって骨端線がある思春期のうちに「良質な睡眠」「適度な運動」「栄養バランスの整った食事」を心がけることが重要になります。

　成長ホルモンは、睡眠時と適度な運動時に多く分泌されます。睡眠は質と長さが大切で、とくに就寝後3時間の深い眠りのときに多く分泌されます。睡眠が途中で妨げられたり、睡眠時間が短いと分泌が悪くなります。小・中学生ではおおむね9時間は睡眠が必要といわれています[1]。運動時は、開始から運動終了後2時間まで成長ホルモンが分泌され続けます[2]。また、走ったり、跳んだりとからだを動かすことで、物理的な刺激が骨端線に伝わり、骨端部分の軟骨の増殖が活性化されるといわれています。

　栄養面では、各種の栄養素をバランスよく摂ることが大切ですが、とくに重要なのがたんぱく質です。たんぱく質を構成するアミノ酸は骨を形成す

る材料の1つとなり、さらに成長ホルモンの分泌を促進する作用もあるからです[1]。たんぱく質は、肉、魚、豆類、乳製品などに多く含まれています。しかし、肉や乳製品のなかには脂肪を多く含むものもありますので、脂肪の摂り過ぎには注意が必要です。脂肪が多い食品の摂り過ぎは肥満の原因となり、肥満になると身長が伸びる時期が短くなることがわかっています[1]。

そのほか、骨を強くするカルシウム、カルシウムの吸収を促進するビタミンD、カルシウムを骨に定着させるはたらきがあるマグネシウム、たんぱく質の吸収を助け、成長ホルモンの分泌に影響をおよぼす亜鉛なども骨の成長には欠かせない栄養素です。このように、からだを作るためにはたくさんの栄養素が必要なのです。

睡眠、運動そして栄養のうち、足りないものがないか生活環境を見直し、規則正しい生活を心がけましょう。

▼この答えの根拠となる文献はコレ！

1. 額田成．子どもの身長を伸ばす生活マニュアル．東京：小学館，2000．
    子どもの最終身長は、思春期前後に決定する。子どもの身長を伸ばすための思春期までの生活の送り方について、睡眠、食事、運動という日常生活の基本的な場面ごとに解説されている。

2. 宇都宮由依子，橋田誠一．運動強度（METs）と成長ホルモン分泌の関連について．徳島文大研紀．2018；96：117-22．
    成長ホルモンはMETsが高いほうが多く分泌される傾向にあり、METsを指標とした運動の選択で筋肉形成が促進される可能性が示された。

その他飲料に関する疑問

Q28 1日1杯のお酒はからだにいい？

1日1杯なら、お酒は毎日飲んでも問題ないでしょうか？

A28 お酒は、適正飲酒量を食事しながら飲むとよい効果も期待できます。ただし、適正量は個人差があるため注意が必要です。

回答：酒井理恵

　「酒は百薬の長」という言葉をご存じでしょうか。この言葉の起源は、中国で約二千年前に酒・塩・鉄を国の専売とする政策が行われ、その際に「税金を多く集めるためのキャッチフレーズ」として作られた記録が残っているそうです[1]。日本では、「徒然草」の一節に「酒は百薬の長と言うけれど、多くの病が酒より生じている」というように、デメリットとして記されています[1]。つまり、いずれも医療からの言葉ではありません。さらにWHOでは、「アルコールの有害な使用は、すべての死の3.8%を占める」ことから「アルコールの有害な使用を低減するための世界戦略」[2]というものがあるほど、アルコールの適正量での摂取を訴えています。

　アルコールの代謝能力は個人差があり、適正量は性別や体重、生活環境などによっても異なりますが、純アルコール量20〜25g程度と考えられています[1]。お酒はその種類により、含まれるアルコール濃度や純アルコール量が異なることを知っておきましょう。日本酒では1合程度、ビールでは中瓶1本（500mL）程度が適正量です。1日の飲酒量は、この「ほろ酔い気分」になるくらいの量に留めることが重要です。

　適正量の飲酒は、楽しい気分や食欲を増大させ、緊張感やストレスを緩和します。また、適正量の飲酒の習慣がある人は、お酒をまったく飲まない人や大量に飲む人に比べて、死亡率も低くなるとされています[3, 4]。少量の食前酒は、胃液の分泌を促します。しかし、空腹時に多量に飲むと、胃腸を強く刺激し、粘膜を荒らすうえに、アルコールは吸収されやすく、急激に血中アルコール濃度が上昇することでさまざまな障害が起こりやすくなってしま

います[5]。したがって、飲酒をする際は、たんぱく質や脂質を含む食品を一緒に摂り、アルコールの吸収ペースを緩やかにすることで胃腸障害などを予防することが重要です。

一方で、少量飲酒の習慣が腹部内臓への脂肪沈着やインスリン抵抗性、高血圧、発がん、脳への影響などの原因となるともされています[6]。飲酒は、量や飲み方によっては「薬にも毒にもなる」ということを理解したうえで、楽しむのがよいでしょう。

▼この答えの根拠となる文献はコレ！

1. 樋口進(監),長徹二(著).市民のためのお酒とアルコール依存症を理解するためのガイドライン.東京:慧文社,2018;22-3,56-9.
   アルコール関連障害や依存症の研究者が酒やアルコール依存に関する俗説ではなく、医学的に正しい知識を紹介している。

2. World Health Organization. 樋口進,烏帽子田彰(監訳).アルコールの有害な使用を低減するための世界戦略.http://alhonet.jp/pdf/who2010.pdf(2024年6月23日アクセス)
   酒の有害な使用を減少させるための世界的な取り組みを示したもの。

3. 佐藤成美.おもしろサイエンス お酒の科学.東京:日刊工業新聞社,2012;128-9.
   酒の種類から酒にまつわる諸説の科学的な解釈、酒のおいしさを実現するための技術などを解説。

4. アルコール健康医学協会.お酒と健康 適正飲酒の10か条.https://arukenkyo.or.jp/health/proper/index.html(2024年6月23日アクセス)
   「正しい酒の飲み方」=「適正飲酒」を知り、実践するのは重要だと紹介している。

5. 糸川嘉則,栗山欣弥,安本教傳(編).アルコールと栄養 お酒とうまく付き合うために.東京:光生館,1992;58-65.
   生活にアルコール飲料をうまく取り入れ、健康障害を予防しながら付き合う方法を科学的根拠を示しながら紹介している。

6. H.H.コルンフーバー(著),亀井民雄,中山杜人,青木佐知子(訳).アルコール 少量飲酒習慣から健康障害が始まる.東京:シュプリンガー・フェアラーク東京,2004;1-46.
   従来からのアルコールの健康効果に関する誤解を批判し、少量飲酒でも健康障害が生じることを強調して紹介している。

その他飲料に関する疑問

Q29 甘酒は一日どのくらい飲んでOK?

「飲む点滴」とからだにいいイメージが定着している甘酒ですが、どのくらいの頻度で摂るのがよいのでしょうか？ 糖分が多いためう蝕リスクの高い方には控えてほしいのですが、「からだにいいから」と控えてもらえません。

A29 健康な成人の場合、甘酒以外の間食を摂らないとして、1日200mL（コップ1杯）程度が目安です。

回答：西岡絵美、西岡心大

　甘酒は、古くは奈良時代から日本人に飲まれてきた嗜好飲料です。原料の違いによって①酒粕に砂糖などの甘味料を入れて製造するものと、②米麹と米を原料としデンプンを糖化することで甘味を得るものの2種類あります。いずれもソフトドリンク（清涼飲料水）に分類されますが、①は微量のアルコールを含んでいる場合があります。

　甘酒のエネルギーは100mL当たり76kcalです。コーラが46kcal、牛乳が61kcal[1]ですので、飲料としては高エネルギーであるといえます。さらに、甘酒にはビタミンB_1、ビタミンB_2、ビタミンB_6、ナイアシン、葉酸などのビタミンが含まれており[1]、これが食料難の時代の日本人に、「飲む点滴」といわれ親しまれてきたゆえんの1つかもしれません。

　甘酒には麹菌が多く含まれています。薬物療法を受けていない高コレステロール血症患者に対しベニコウジを摂取させたところ、血中脂質が低下したという報告はありますが[2]、甘酒そのものを飲んで健康に効果があったという報告は、調べた範囲では見当たりませんでした。また、甘酒のエネルギーの構成栄養素は90％を糖質が占めており、とくに米麹と米を原料とした甘酒は、麹菌の発酵により作り出されたブドウ糖を多く含んでいるため、糖尿病の方は注意が必要ですし、飲んだ後のブラッシング指導も必要と思われます。間食の目安量（200kcal／日まで）[3]から考えると、ほかの間食を摂らない場合は1日200mL（コップ1杯）程度が一応の目安になりそうです。

　一方、食事量が少ない方や低栄養の高齢者など、少ない量でエネルギーを確保したい方には適した飲み物といえるでしょう。さらに、筋肉を作るため

に必要なたんぱく質も同時に補いたい場合は、甘酒にきな粉を混ぜるとよいでしょう。対象となる患者さんに試してみてはいかがでしょうか？

▼ この答えの根拠となる文献はコレ！

1. 文部科学省科学技術・学術審議会，資源調査分科会．日本食品標準成分表 2020年版（八訂）．文部科学省．2020年12月．https://www.mext.go.jp/content/20201225-mxt_kagsei-mext_01110_011.pdf（2024年7月22日アクセス）

　文部科学省により策定される、日常的な食品成分に関するデータ。5年に一度改定され、最新版は八訂である。

2. Heber D, et al. Cholesterol-lowering effects of a proprietary Chinese red-yeast-rice dietary supplement. Am J Clin Nutr. 1999 Feb；69(2)：231-6. PMID 9989685（中国産紅麹栄養補助食品のコレステロール低下作用）

　高コレステロール血症であるが薬物治療を受けていない83名を対象とした二重盲検無作為化プラセボ対照試験において、紅麹2.4g／日を12週間摂取させたところ、血中脂質（TC、LDL-C）の低下が認められた。

3. 厚生労働省．「食事バランスガイド」について．https://www.mhlw.go.jp/bunya/kenkou/pdf/eiyou-syokuji8.pdf（2024年11月5日アクセス）

　日本人の食事摂取基準に基づいて厚生労働省と農林水産省により策定された、具体的に何をどれだけ食べたらよいかの目安量を示したガイド。

その他飲料に関する疑問

Q30 デカフェのコーヒーは誰が飲んでも大丈夫？

カフェインを取り除いた「デカフェ」のコーヒーなどが売っていますが、からだへの害はないのでしょうか？妊婦さんやお子さんも飲んでいいのでしょうか？

A30 妊婦さんや子どもが飲んでも大丈夫でしょう。ただし、ほかの食品からもカフェインを摂取している可能性があるため、飲み過ぎには十分注意しましょう。

回答：黒木幸子

　カフェインは天然に存在する成分の1つで、コーヒー豆、茶葉、カカオ豆などに含まれており、さまざまな効能をもつことが明らかになってきていますが、摂り過ぎると心拍数の増加、不眠症、頭痛、吐き気などをもたらすこともあります[1]。海外では健康への影響を検討し、妊婦・子どものカフェイン摂取目安量を示している国や機関があります[1]（表2）。

　日本では、カフェインの感受性は個人差が大きいため、健康におよぼす影響を正確に評価することが難しいことから、カフェインの1日の摂取許容量が数字として明確に定められていませんが、妊婦の方、お子さん、授乳中の方などはカフェインを摂り過ぎないように注意喚起が行われています[2,3]。

　そこで、最近注目されてきているのが、「デカフェ」飲料です。デカフェとは、本来カフェインを含んでいる飲食物からカフェインを取り除く、あるいは通常カフェインを添加する飲食物に添加を行わないことで、カフェインを含まなくなったものをいいます[4]。カフェインの除去方法には、①有機溶媒による抽出法、②水による抽出法、③超臨界二酸化炭素抽出法がありますが、①は有機溶媒の残留の危険性があることから日本では許可されていません。③はカフェイン以外の成分に損失が少なく、コーヒー豆本来の香りなどを守ることができる点や、二酸化炭素を使用するため安全性が高い点から、現在主流になっているようです[5]。

　日本では、デカフェに対する明確な基準はありませんが、コーヒー飲料などの表示に関する公正競争規約によると、「デカフェ」と表示できる商品はカフェイン含有量を90％以上除去したものとされています[6]。メーカーや商品

によってカフェイン含有量は異なるため、利用の際には実際にどれだけ含まれているかの確認が必要です。

以上の点から、デカフェコーヒーは、妊娠中・授乳中の女性やからだの小さな子どもたちも利用して問題はありません。ただし、カフェインが含まれているのはコーヒーだけではなく、紅茶、緑茶、ココア、ウーロン茶のほか、これらを原料としている食品にも含まれています。カフェインは原料由来成分で、本来、表示義務がないため、コーヒー以外のデカフェ表示商品については、正確な含有量を知ることができないのが現状です。気になる方は、メーカーに確認するとよいでしょう。

表2 主な国・機関のカフェイン摂取上限値（1日当たり）

世界保健機関（WHO）	妊婦：300mg
欧州食品安全機関（EFSA）	妊婦、授乳中の女性：200mg
オーストリア 保健・食品安全局（AGES）	妊婦：200mg
英国食品基準庁（FSA）	妊婦：200mg
カナダ保健省	健康な成人：400mg 4〜6歳児：45mg　7〜9歳児：62.5mg 10〜12歳児：85mg 妊婦、授乳中、妊娠予定の女性：300mg

（文献1をもとに作成）

▼この答えの根拠となる文献はコレ！

1. 食品安全委員会．食品中のカフェイン．2018年2月23日．https://www.fsc.go.jp/factsheets/index.data/factsheets_caffeine.pdf（2024年6月16日アクセス）

　人に対するカフェインの影響、海外および我が国の摂取基準などの情報が示されている。

2. 東京都保健医療局．コーヒーにはカフェインが含まれているので、飲むと胎児に影響があると聞きました．本当ですか？［食品安全FAQ］https://www.hokeniryo.metro.tokyo.lg.jp/anzen/anzen/food_faq/sonota/sonota10.html（2024年6月16日アクセス）

　カフェインは、コーヒーや茶葉などの食品に天然に含まれている食品成分の1つ。「妊娠中にカフェインを摂取すると胎児に影響があるか」という質問に世界保健機関（WHO）や海外の摂取制限などを挙げて回答している。

3. 厚生労働省．食品に含まれるカフェインの過剰摂取についてQ&A カフェインの過剰摂取に注意しましょう．https://www.mhlw.go.jp/stf/seisakunitsuite/bunya/0000170477.html（2024年6月16日アクセス）

　清涼飲料水などの食品に含まれるカフェインを過剰に摂取することは健康に問題があるかという質問に回答している。

4. キーコーヒー．デカフェとはどんなコーヒー？ 味や作り方、おすすめの飲み方などを解説．2024年2月28日．https://www.keycoffee.co.jp/shallwedrip/coffeeknowledge/about-decaf-coffee/（2024年6月16日アクセス）

　デカフェの歴史、味、おすすめの飲み方などが記載されている。

5. 石脇智広．コーヒー「こつ」の科学 コーヒーを正しく知るために．東京：柴田書店，2008：35-7．

　コーヒーの基礎知識、コーヒーの成分、コーヒーの買い方・保存方法・挽き方・淹れ方、コーヒー生豆のこと、焙煎のこと、ブレンドのこと、焙煎コーヒー豆の包装などについて説明されている。

6. 全国コーヒー飲料公正取引協議会．コーヒー飲料等の表示に関する公正競争規約及び施行規則．全国公正取引協議会連合会．http://210.134.244.23/rule_kiyaku/pdf_kiyaku_hyouji/010.pdf（2024年11月5日アクセス）

　不当な顧客の誘引を防止し、一般消費者による自主的かつ合理的な選択および事業者間の公正な競争を確保するために、コーヒー飲料等の表示に関する事項を詳しく示している。

第3章

疾患に関する疑問

Q31 ▼ Q41

口腔関連に関する疑問

 咀嚼機能が低下した患者さんが
おいしく食べられる食事は?

義歯になり、咀嚼機能が低下してきた患者さんが、ある程度、噛みごたえを感じながらおいしく食べることができる食材や調理法などを栄養も含めてわかりやすく紹介できるレシピがあれば知りたいです。

レシピ➡P.119

 栄養素バランスが偏らないよう軟らかくて噛み切りやすい食材を選び、食べやすい食感になるように調理でくふうしましょう。

回答：森 菜美、西岡心大

　義歯を入れたばかりの方は、たんぱく質を多く含む肉類や魚が食べにくく避けてしまいがちです。たんぱく質摂取量を増やすことは、高齢者に多くみられる筋減弱症(サルコペニア)の予防になるため[1]、たんぱく源となる肉類や魚は毎食摂っておきたい食材です。ちょっとした調理のくふうで噛みやすい料理に変身させることができますので紹介していきます。

　まず食材の選び方ですが、咀嚼しやすい食べ物の条件として、繊維が少なく、軟らかくて噛み切りやすいもの、適度に油分や水分があるものが挙げられます。鶏肉であれば胸肉よりモモ肉、モモ肉よりひき肉のほうが、豚肉であればヒレ肉よりもバラ肉、しゃぶしゃぶ用の薄切り肉のほうが軟らかく食べやすい食材です。魚であれば、マグロやカツオよりは白身魚や脂の乗った青魚のほうが軟らかく食べやすいといえます。

　調理方法には、煮る、焼く、蒸すなどさまざまありますが、煮たり蒸したりすることがおすすめです。ただし、食材によってはP.119で紹介するレシピ[2]のように、揚げたほうが肉汁を閉じ込めて硬くなるのを防いでくれるため、軟らかく食べやすくなります。咀嚼機能が低下した方は豚カツやステーキを食べることが難しくても、薄切り肉を重ねてミルフィーユ風にしたり、ひき肉を使った揚げ物にすれば、ある程度噛みごたえを感じながら食べることができます。ぜひご家庭でも作ってみてください。

▼この答えの根拠となる文献はコレ！

1. Beasley JM, et al. The role of dietary protein intake in the prevention of sarcopenia of aging. Nutr Clin Pract. 2013 Dec；28(6)：684-90. PMID 24163319（加齢によるサルコペニアの予防に対する食事性たんぱく質摂取の役割）
   > サルコペニアの定義を確立するための疫学的、臨床的なエビデンスを解説した総説。

2. 黒田留美子（監）．家庭でできる 高齢者ソフト食レシピ 食べやすく飲み込みやすい．東京：河出書房新社，2003；24-5, 95.
   > 咀嚼障害や摂食嚥下障害を有する高齢者向けのソフト食のレシピ集。

口腔関連に関する疑問

Q32 口腔機能向上のためにできる食事のアドバイスは?

70代の患者さんで「前より食べ物が口に残るようになった」という方がいらっしゃいます。口腔機能向上のための訓練をしていますが、食事についてもアドバイスをしたいので、教えてください。

A32 口腔乾燥の改善・唾液分泌促進には、うま味をうまく取り入れた食事を心がけると食事がおいしく摂れるのではないでしょうか。

回答:酒井理恵

　日本歯科医学会は、口腔機能低下症の症状について、「口腔内の微生物の増加、口腔乾燥、咬合力の低下、舌や口唇の運動機能の低下、舌の筋力低下、咀嚼や嚥下機能の低下など複数の口腔機能が低下している状態」と定義しています[1]。ご質問の「口腔機能向上のための訓練」とは、おそらく咬合力や舌・口唇の運動範囲の拡大を目的とした可動域訓練や単音節の発音訓練などの舌・口唇の巧緻性の訓練、舌や口を動かす筋力を維持できるような訓練をされていると想定されます。

　口腔機能低下症の症状の1つである口腔乾燥は、服用薬の副作用により引き起こされ、口腔衛生状態の悪化や食塊形成が困難になるなどの問題が発生するとされ、高頻度でみられます。これにより、食べ物がうまく嚥下できず口に残ることがあると考えられます。そこで今回は、口腔乾燥改善の一助となるような食材や食事への取り入れ方について簡単にご紹介します。

　唾液分泌を促す代表的な食材は、酸味のある梅干しやレモンが知られています。ただし、口腔内の状態により、痛みの増強や状態悪化、むせを生じることがあるため注意が必要です。ほかには、昆布(アルギン酸、グルタミン酸)や納豆(ポリグルタミン酸)などがあります。

　なかでも昆布のうま味は、唾液分泌を促進させてうま味の感受性を促したり、減塩効果も報告されています[2,3]。昆布だしを取るのは面倒と思われがちですが、「水出し」という方法があります。水1Lに昆布10g(5cm角で約2g:5枚分)をタッパーや水筒に入れて、一晩(最低3時間以上)冷蔵庫に入れておくだけです。汁物や煮物など水を使う料理で使用することで、うま味

を簡単に摂ることができます。お米を炊く水に使うのもありですし、洋風料理の隠し味にも活用できます。ちなみに、グルタミン酸は昆布だけでなくトマトやチーズなどにも豊富に含まれているアミノ酸です。普段の食生活のなかで、うま味を上手に取り入れることが口腔乾燥の予防にもつながるのではないでしょうか。

▼この答えの根拠となる文献はコレ！

1. 日本歯科医学会．口腔機能低下症に関する基本的な考え方．2024年3月．https://www.jads.jp/assets/pdf/basic/r06/document-240329.pdf（2024年6月23日アクセス）

　口腔機能低下症は、う蝕や歯の喪失など従来の器質的な障害とは異なり、いくつかの口腔機能の低下による複合要因から現れる病態だと紹介。口腔機能低下を適切に診断し、適切な管理と動機付けを行うことや、さらなる口腔機能低下の重症化を予防することで、口腔機能を維持、回復することが可能になるとまとめている。

2. 早川有紀，河合美佐子，鳥居邦夫，畝山寿之．うま味刺激による唾液分泌促進効果測定．日味と匂会誌．2008；15(3)：367-70．

　健常成人を被検者として、うま味刺激で引き起こされる唾液分泌量の経時的変化をほかの基本味と比較検討。うま味が持続的に唾液分泌を促進することを明らかにした研究。

3. Kawano R, et al. Pilot intervention study of a low-salt diet with monomagnesium di-L-glutamate as an umami seasoning in psychiatric inpatients. Psychogeriatrics. 2015 Mar；15(1)：38-42. **PMID** 25516443（精神科入院患者におけるうま味調味料としてグルタミン酸塩［MDG］を用いた減塩食の介入研究）

　精神科入院患者15名を対象に、通常食を2週間提供後、2週間のウォッシュアウト期間を経て、減塩食（MDG添加食）を提供。調査項目として身体状況や食事摂取量を計測・観察した結果、通常食と減塩食では食事摂取量は減少せず、体重、腹囲、血圧、栄養素摂取量の有意な変化も認められなかった。嗜好性が損なわれることなく、約26%の減塩効果が得られ、うま味調味料の使用は、減塩を必要とする患者にとって効果的である可能性を示唆している。

口腔関連に関する疑問

Q33 味覚障害のある患者さんへの食事のアドバイスは?

味覚障害のある患者さんが来院されているのですが、どのような食事がよいか、食事のくふうなどアドバイスできることを教えてほしいです。

A33 味覚障害の原因によって対応が異なります。原因にあわせて食事内容をアドバイスし、薬剤性味覚障害の場合は医師などに相談のうえ薬剤の見直しも検討しましょう。

回答：森 菜美

　ヒトの味覚は「甘味・酸味・塩味・苦味・うま味」の5味に分けられ、この5味を感じる器官の「味蕾」は舌や軟口蓋に多数存在し、神経を通して脳の中枢に伝わります[1]。味覚障害とは何らかの原因によってこの味蕾や神経、脳に異常が起こり、味を感じられなくなる状態のことですが、原因は主に①食事によるもの、②加齢によるもの、③薬剤によるものに分けられ、それぞれ対応が異なります。詳しくみていきましょう。

①食事性味覚障害

　主に亜鉛欠乏が原因で、味蕾細胞の機能不全によって味覚障害が引き起こされます。原因は、亜鉛の摂取不足や排泄過剰などが考えられます。治療方法は亜鉛製剤、または食事による亜鉛補給です。食事は亜鉛を多く含む食品（カキ、レバーなど）を摂取することが重要です。**表3**に示す食材を多く摂るようにしましょう[1,2]。

②加齢による味覚障害

　加齢にともない、味に対する感受性が低下すると味覚障害が起こります。とくに5味のうち塩味と苦味、うま味の感受性が低下しやすいと考えられています[3,4]。また、口腔乾燥や義歯不適合による舌の炎症も味覚障害の原因となります。味が薄く感じる場合は、濃い目に味付けしたり、酸味（酢、レモン）や香辛料（唐辛子、わさび）を取り入れてみたりするのもよいでしょう[1]。

③薬剤性味覚障害

　服薬により、味蕾に味物質が届くことが阻害されたり、唾液の分泌が抑制されたりすることで味覚障害が引き起こされます。治療の原則は原因薬剤

（降圧剤、抗ヒスタミン薬など）の中断、もしくは中止ですが、疾病の治療上、安易に中止や変更できない薬剤もあります。その場合は歯科医師や医師に相談のうえ、原因と考えられる薬剤に応じて口腔乾燥の治療、亜鉛の補充などを試みます[1]。

表3 亜鉛含有量の多い食品一覧

食品名	重量	亜鉛含有量(mg)
カキ(養殖・生)	5粒(90g)	12.6
豚レバー	100g	6.9
カシューナッツ	10粒	0.8
納豆	1パック(40g)	0.8

（文献2より引用）

▼ この答えの根拠となる文献はコレ！

1. 稲川雄太，清水聰一郎．高齢者と嗅覚・味覚障害．In：菅野義彦（プランナー）．栄養を科学するイラスト解説 味覚障害のメカニズムを探る! ニュートリションケア．2021；14(8)：24-9．

   高齢者における味覚障害の機序や栄養素との関連などについて解説した総説。

2. 香川明夫(監)．八訂 食品成分表2021．東京：女子栄養大学出版部，2021．

   文部科学省が設置する委員会により調査し5年に1回公開される、日常的に摂取する食品の成分表。正式には日本食品標準成分表と呼び、2025年までは「日本食品標準成分表2020年版(八訂)」が使用される。

3. Weiffenbach JM, et al. Taste thresholds：quality specific variation with human aging. J Gerontol. 1982 May；37(3)：372-7. PMID 7069164（味覚閾値：加齢にともなう質固有の変化）

   23～88歳までの成人の味覚閾値を調査した研究。塩味に対する閾値は加齢にともない有意に増加し、苦味に対する閾値はこれより弱いながらも増加していたことを示した。

4. Mojet J, et al. Taste perception with age：generic or specific losses in threshold sensitivity to the five basic tastes? Chem Senses. 2001 Sep；26(7)：845-60. PMID 11555480（加齢による味覚変化：五味に対する閾値感度の低下は全般的か特異的か?）

   19～33歳の成人および60～75歳の高齢者において、甘味、酸味、塩味、苦味、うま味の5つの基本味の閾値を調査した研究。塩味、うま味は甘味、酸味に対して若年者―高齢者間の閾値の差が大きかったことを示した。

高血圧症に関する疑問

Q34 高血圧の患者さんへの食事指導のポイントは?

高血圧の患者さんに食事指導をしたいのですが、持病がない方に比べて気をつけることはありますか?

A34 食事指導のポイントは、①食塩を控える、②DASH食を実践する、③肥満を改善する、の3つです。

回答:西岡絵美、西岡心大

　高血圧は通常はっきりした症状がありませんが、血圧値の上昇にともない心血管疾患発症の危険性が高まるため、持病がなくともできるだけ早期の食習慣改善がすすめられます。

　食塩摂取量が多い方ほど血圧が高いことが明らかとなっています[1]。日本人は「和食」文化により、味噌やしょうゆなどから食塩を多く摂る傾向にあります。まず、汁の量が多いと食塩を摂り過ぎるため、味噌汁は具だくさんにしましょう。次に、市販のだしは食塩濃度が高いため、昆布やかつおなど天然のものを使用しましょう。さらに、香味野菜や香辛料で香りや風味を活かし、調味料の量を減らしましょう。以上を参考に減塩をすすめてみてはどうでしょうか。

　また、高血圧を防ぐ食事療法であるDASH食(Dietary Approaches to Stop Hypertension)は、野菜と果物、低脂肪乳製品の摂取を増やして肉類(牛肉・豚肉の赤身以外の部位)、生クリーム、バター、卵などの摂取を減らす食事です。高血圧の改善に高い効果があると認められており[2]、日本高血圧学会による「高血圧治療ガイドライン2019」[3]でも推奨されていますので、取り入れてみてはどうでしょうか。

　最後に、肥満の改善が挙げられます。肥満は高血圧を悪化させる要因です[4]。体格指数(Body Mass Index:BMI、BMI=体重(kg)÷身長(m)^2)が25kg/m^{2}以上であれば、食事制限と運動により、減量することをおすすめします。

　このような毎日の食事や運動の積み重ねで、高血圧や動脈硬化を予防・改

善することができます。ただし、高血圧であっても、食欲のない高齢者に過度な減塩を指導してしまうと低栄養を引き起こす可能性があります。その場合は、減塩指導ではなく、しっかりと食べる指導が必要な場合もありますので、注意が必要です。こうした知識を活かした皆さんの言葉で、患者さんの食習慣改善を後押ししていただければ幸いです。

▼この答えの根拠となる文献はコレ！

1. Stamler J, et al. Relation of dietary sodium (Salt) to blood pressure and its possible modulation by other dietary factors : the INTERMAP study. Hypertension. 2018 Apr ; 71(4) : 631-7. **PMID** 29507099（血圧に対する食塩の関係と他の食事要因による潜在的調節：INTERMAP研究）

    24時間尿中ナトリウム排泄量が高くなると、収縮期血圧が高くなる。高血圧予備軍および高血圧の予防と管理には、食塩摂取量を減らすことが重要であると示された。

2. Sacks FM, et al. Effects on blood pressure of reduced dietary sodium and the Dietary Approaches to Stop Hypertension (DASH) diet. DASH-Sodium Collaborative Research Group. N Engl J Med. 2001 Jan 4 ; 344(1) : 3-10. **PMID** 11136953（減塩食の血圧への影響とDASH食）

    高血圧症と非高血圧症の対象者を、DASH食と対象食にランダムに割り当て、それぞれの食塩摂取量の程度によって血圧の変動を調査した介入研究。DASH食は、ナトリウム摂取量にかかわらず収縮期血圧の有意な低下と関連していた。減塩とDASH食はどちらも血圧低下に寄与するが、単独よりも組み合わせたほうが効果が大きかった。

3. 日本高血圧学会高血圧治療ガイドライン作成委員会（編）．高血圧治療ガイドライン2019．東京：ライフサイエンス出版，2019．

    日本高血圧学会による、高血圧治療ガイドライン。

4. 日本肥満学会（編）．肥満症診療ガイドライン2022．東京：ライフサイエンス出版，2022．

    日本肥満学会による、肥満症の治療に関するガイドライン。

高血圧症に関する疑問

Q35 カカオ率の高いチョコレートは血圧を下げる?

「カカオ70%のチョコを食べると血圧が下がる」と聞いたことがありますが、本当でしょうか? 糖尿病の患者さんにすすめても大丈夫でしょうか?

A35 ダークチョコレート(カカオ)の摂取で血圧が下がる効果があるのは本当です。しかし、糖尿病患者さんの摂取には注意が必要です。

回答:酒井理恵

　チョコレートの原料となるカカオ豆は、高温多湿の熱帯(北緯20度から南緯20度)の限定された地域で生産されており、日本において輸入量がもっとも多い国はガーナです。カカオの学名は*Theobroma cacao*、ギリシャ語で「神々の食べ物」と訳され、古代より王侯貴族のあいだでは不老不死の妙薬・滋養強壮が高いものとして珍重されていたそうです。

　近年、カカオに豊富に含まれる「ポリフェノール」の機能性について研究が進み、チョコレートやココアを摂取することで、抗酸化作用をはじめとして、脂質代謝の改善や糖代謝への影響、血管内皮機能改善ならびに血圧低下作用などが報告されています[1]。

　カカオ(ポリフェノール)と血圧の関係については、イタリアで健常者や血圧の境界域の被検者に1日100gのダークチョコレートを2週間摂取させたところ、摂取後では摂取前に比べ血圧が低下したという報告もされています[2]。しかし、1日100gのチョコレートは、板状チョコレート約2枚分に相当するため、エネルギー量や糖質の過剰摂取の懸念が残り、現実的ではありません。

　そこで、日本で初めて高カカオチョコレート(カカオ分70%以上)を25g/日、4週間摂取する実証研究が行われました。その結果、体重・BMIの変化はなかったものの、血圧の低下は認められました[3]。

　それを受け、血圧低下効果のあったチョコレートの25g当たりのカカオポリフェノール含量を砂糖含量の多い一般的なチョコレートとダークチョコレート(カカオ70%以上)で比較してみました。すると、一般的なチョコレートは約177mgであったのに対して、ダークチョコレートでは635mgと、約

82

3.6倍もポリフェノール量が多いことがわかりました。ちなみに、糖質は一般的なチョコレート13gに対しダークチョコレート8gと約$\frac{1}{2}$量でした。

ダークチョコレートを糖尿病患者さんにすすめてよいかどうかは、糖尿病の状態にもよりますので、医師の指示を仰ぐ必要があります。しかし、健常者が適切な時間に適量摂取し、口腔内を清潔に保つことができれば、悪いことではないといえるでしょう。

▼この答えの根拠となる文献はコレ！

1. 夏目みどり. チョコレートの歴史・食文化と機能性 特集 嗜好品の歴史・食文化と機能性. Functional food. 2018；12(1)：6-11.

    ここ20年ほどカカオ、とくにポリフェノールに着目した機能性研究が進んでいる。チョコレートの歴史や、チョコレート・カカオを摂取することによる疾病の改善効果などを臨床研究や疫学研究を交えて紹介している。

2. Grassi D, et al. Blood pressure is reduced and insulin sensitivity increased in glucose-intolerant, hypertensive subjects after 15 days of consuming high-polyphenol dark chocolate. J Nutr. 2008 Sep；138(9)：1671-6. PMID 18716168 （耐糖能障害や高血圧の患者は、ポリフェノールを多く含むダークチョコレートを15日間摂取すると血圧低下やインスリン感受性が改善する）

    健常者や血圧境界型の被検者19名を対象に、100g／日のダークチョコレートとホワイトチョコレートのいずれかを約2週間(15日間)摂取してもらい、血圧の変化やインスリン感受性の変化などを調査。ダークチョコレートの摂取では、収縮期血圧と拡張期血圧がともに低下し、インスリン感受性が改善したと報告されている。

3. 明治. チョコレート摂取による健康効果に関する実証研究 最終報告. みんなの健康チョコライフ. 2015年7月17日. https://www.meiji.co.jp/chocohealthlife/news/research_final.html(2024年6月23日アクセス)

    チョコレートやココアに含まれるカカオポリフェノールは、活性酸素を抑えるはたらきがあることが知られており、生活習慣病の改善に有用との報告が多数ある。しかし、日本人でのデータは限定的であったことから、日本人を対象としたチョコレートを用いた初の大規模調査を実施した研究。

がんに関する疑問

Q36 がん治療を受け、唾液量が減った高齢患者さんの食事は?

がん治療を受け、唾液量が減った高齢患者さんには、どのような食事がよいでしょうか? また、歯科衛生士はどのようなことに気をつけたらよいか教えてください。

A36 刺激が少なく水分や脂肪分が多い、軟らかく消化によいものを摂取して、低栄養を予防することがすすめられます。

回答：西岡心大

　がん患者では、腫瘍自体による影響や、化学療法、放射線療法などの副作用として、唾液分泌の低下や口腔乾燥症がみられることがあります[1]。進行がん患者においては、口腔乾燥症の出現頻度が高く、40〜91%の患者に認められたと報告されています[1]。ご存じのように、唾液の分泌が減少すると食塊形成や嚥下が困難となるため、口腔乾燥症は食欲の低下、食の楽しみの減少、食事時間の増加、栄養素摂取量の減少などをもたらすと推測されています[1]。これらによって、低栄養を来すリスクは高まり、実際に無歯顎かつ口腔乾燥症を生じると低栄養のオッズは約2倍となることが報告されています[2]。

　唾液分泌が低下し口腔内が乾燥している状態では、刺激が強い香辛料は避け、水分や脂肪分が多く軟らかいもの、消化によいものを摂取することがすすめられます[3,4]。主食は、水分を多めにして炊いた軟飯や粥、またオリーブオイルを加えて炊くのもよいでしょう。調理法は、水分を奪う焼き物ではなく、煮物・蒸し物が適しています。飲み込みやすくするために、とろみのついただし汁やソースを料理にかけるのもよいと思います。脂肪は避ける必要はなく、消化がよい乳化した油(マヨネーズ、フレンチドレッシングなど)を使い、ポテトサラダやドレッシング和えなどにすると嚥下しやすくなります。脂肪分はエネルギーも多いので、低栄養の予防にも役立ちます。飲み込みにくいパンも、牛乳と砂糖に浸してたっぷりのバターで焼くと、しっとりしたフレンチトーストに変身します[3]。また、酸味があるレモンや梅干しは唾液の分泌を促すためにすすめられる食材です[4]。さらに、水分の摂取

も重要となるため、お茶や水、味噌汁や吸い物などの水分を食事の際には必ず摂ることを意識しましょう。

歯科衛生士さんの口腔ケアにより、唾液分泌が増え、食事をおいしく召し上がれるようになる方も多いと思います。症状が軽減するまでのあいだは、上記のようなくふうを行っているかどうか、また栄養摂取量不足により体重が減少していないかとチェックしてみてください。

▼この答えの根拠となる文献はコレ！

1. Walsh M, et al. Xerostomia in patients with advanced cancer : a scoping review of clinical features and complications. BMC Palliat Care. 2023 Nov 11 ; 22 (1) : 178. PMID 37950188（進行がん患者における口腔乾燥症：臨床的特徴と合併症に関するスコーピングレビュー）

> 進行がん患者における口腔乾燥症の疫学、特徴、合併症に関するスコーピングレビュー。口腔乾燥症は進行がん患者の40～91％に認められること、口腔乾燥のほかにも疲労感、食欲不振、咳、嚥下困難など多くの症状が認められることなどを示している。

2. Kiesswetter E, et al. Oral health determinants of incident malnutrition in community-dwelling older adults. J Dent. 2019 Jun ; 85 : 73-80. PMID 31085349（地域在住高齢者における低栄養発生の口腔関連危険因子）

> オランダの地域在住高齢者893名を対象として、口腔関連因子と低栄養発生との関連を評価したコホート研究。9年間のフォローアップ期間中、13.5％に低栄養が生じ、咀嚼中の痛みが低栄養発生に対する独立した危険要因であり、そのほかに無歯顎者における口腔乾燥症や口腔健康状態不良も低栄養発生と関連する傾向がみられた。

3. がん研究振興財団．がん治療中の食事サポートブック2023 患者さんとご家族のために苦しい時の症状別Q&A．2023年．https://www.fpcr.or.jp/data_files/view/222/mode:inline（2024年9月12日アクセス）

> がん研究振興財団による、がんの治療中に適した食事を症状別（口腔乾燥含む）にまとめたレシピ集。

4. 千葉県がんセンター．がん患者さんのためのレシピと工夫：千葉県がんセンターにおけるがん患者さんを支える食と栄養トータルケア Ver. 2，改訂．千葉：千葉県がんセンター，2021．

> 千葉県がんセンターによるがん患者のためのレシピ集。基本的な献立のほか、種々の症状に合わせたレシピ、口内炎や嚥下障害などで飲み込みが困難になった場合のレシピなどを紹介している。

腎疾患に関する疑問

Q37 腎疾患のある患者さんへの食事指導のポイントは？

腎疾患の患者さんに食事指導をしたいのですが、持病がない方と比べて制限すべきものや、積極的に摂ったほうがよいものなど、ポイントを教えてください。

A37 食事指導のポイントは、①十分なエネルギーを摂取すること、②適量のたんぱく質を摂取すること、③食塩やカリウムを控えること、の3つです。

回答：藤井杏奈、西岡心大

　腎臓は、老廃物を排泄したり、体液の水・電解質を調整するはたらきがあります。慢性腎臓病（Chronic Kidney Disease：CKD）などの腎疾患にかかると、たんぱく質の「燃えカス」が排泄できず腎臓に負担がかかります。さらに、エネルギーが不足すると筋肉を分解して「燃えカス」を増やしてしまいます。そのため、CKDに対する食事指導のポイントは、①十分なエネルギーを摂取すること、②適量のたんぱく質を摂取すること、③食塩やカリウムを控えることです。

　腎臓の機能を維持するために、炭水化物、脂質から十分なエネルギーを摂ることがもっとも重要です。必要エネルギー量は、体重1kg当たり25～35kcal／日を目標とし、ご飯やイモ類、春雨などを利用し、マヨネーズで和えたり揚げたりすることで、脂質を増やしエネルギーをアップします。

　また、たんぱく質は過剰摂取に注意しましょう。CKD診療ガイドライン[1]では腎機能障害のステージごとに異なるたんぱく質摂取量を推奨しています。ステージ3aでは0.8～1.0g／kg、ステージ3b、4では0.6～0.8g／kgです。具体的には、前者では魚・肉類・卵は通常の食事の$\frac{2}{3}$程度を、後者では$\frac{1}{2}$程度に留めておくことが目安になります[2]。ただし、近年問題となっているサルコペニアのリスクがある方は、筋肉量を維持するためにたんぱく質を制限しないことも考慮する必要があります[1]。

　食塩制限は1日6g未満が目安です。汁物は具だくさんにして汁を残し、1日1杯に留めます。かまぼこなどの加工食品、漬物などを控え、調理する際はだしを効かせ、ねぎ・ニラなどの香味野菜やにんにく・しょうが・わさび

などの香辛料を使用すると食塩を控えることができます。
　また、高カリウム血症が認められる場合にはカリウム制限が必要となります。その場合、①カリウムの多い食品(生果物、生野菜など)を避ける、②カリウムを減らす調理のくふう(水にさらす、茹でこぼす)などがポイントとして挙げられます。

▼この答えの根拠となる文献はコレ！

1. 日本腎臓学会(編). エビデンスに基づくCKD診療ガイドライン2023. 東京：東京医学社, 2023.
   日本腎臓学会による慢性腎臓病に対する食事療法も含む診療ガイドライン。

2. 黒川清(監), 中尾俊之, 小沢尚, 酒井謙(編著). 腎臓病食品交換表 第9版 治療食の基準. 東京：医歯薬出版, 2016.
   保存期および透析期慢性腎臓病に対する食事療法を実践するための食品交換表。食品を表1〜6＋別表に分類し、たんぱく質3gを含む食品を1単位として表ごとに単位を分配し、同一表内の食品は相互に交換可能とするなどのルールに基づき使用食品を決定する。

肝疾患に関する疑問

Q38 肝疾患のある患者さんへの食事指導のポイントは?

肝疾患の患者さんに食事指導をしたいです。持病がない方と比べて制限すべきものや、積極的に摂ったほうがよいものや、気をつけたほうがいいことを教えてください。

A38 肝疾患の種類により食事療法の方針が異なりますので、医師・管理栄養士に相談してください。

回答：森 菜美、西岡心大

　肝疾患には多くの種類がありますが、ここでは肝炎・脂肪肝・肝硬変について説明します。

①肝炎

　ウイルス・アルコールなど種々の原因で肝臓に炎症が生じた状態です[1]。特別な食事療法はなく、基本的には1日3食規則正しく食事をすることが重要です。毎食、主食（ご飯・パン・麺類）、主菜（魚・肉・卵・大豆製品）1品、副菜（野菜料理）を2品摂ることが基本です。果物や乳製品も1日に1種類は摂るとよいでしょう。アルコール性肝炎の場合は、禁酒も重要です[1]。

②脂肪肝

　肝細胞に中性脂肪が沈着し、肝障害をきたした状態です[2]。放置すると肝炎に移行する場合もあります。生活習慣病を合併している場合が多く、1日に標準体重（身長(m)^2×22）1kg当たり25〜30kcal、たんぱく質1.0〜1.5gを摂取し、脂質や食塩の過剰摂取は控えましょう。肥満を認める場合には減量が必要です。

　また、砂糖を多く含む清涼飲料水やアルコールの過剰摂取は、脂肪肝を悪化させるので控えます[2]。コーヒーを1日3杯以上飲む人のほうが脂肪肝のリスクが低いという報告もありますが[3,4]、砂糖入りのコーヒーの飲み過ぎは脂肪肝を悪化させるおそれがあるため控えましょう。

③肝硬変

　持続性の炎症によって肝細胞が線維化した状態です[1]。腹水や浮腫などの症状がみられる場合（非代償性肝硬変）は十分なエネルギー、適度なたんぱく

質摂取と食塩制限が必要です。意識障害や低アルブミン血症を生じた場合は食事由来のたんぱく質を制限し、特殊なアミノ酸（分岐鎖アミノ酸）を補給する必要があります[1]。医師の診断と専門的栄養指導が必要です。

▼この答えの根拠となる文献はコレ！

1. 鈴木壱知，鈴木一幸．第5章 病態栄養と栄養療法 1. 消化器疾患（2）肝疾患．In：日本病態栄養学会（編）．病態栄養専門管理栄養士のための病態栄養ガイドブック 改訂第7版．東京：南江堂．2022；152-61．

    日本病態栄養学会による専門管理栄養士受験のためのテキスト。

2. 日本消化器病学会，日本肝臓学会（編）．NAFLD／NASH診療ガイドライン2020 改訂第2版．東京：南江堂．2020；2.

    日本消化器病学会、日本肝臓学会による、非アルコール性脂肪性肝疾患（NAFLD）と非アルコール性脂肪性肝炎（NASH）に対する治療指針。なお2023年に日本消化器病学会、日本肝臓学会は声明を発表し、前者はMetabolic Dysfunction Associated Steatohepatitis（MASH）、後者はMetabolic Dysfunction Associated Steatotic Liver Disease（MASLD）へと順次名称変更される予定である。

3. Marventano S, et al. Coffee and tea consumption in relation with non-alcoholic fatty liver and metabolic syndrome：A systematic review and meta-analysis of observational studies. Clin Nutr. 2016 Dec；35(6)：1269-81. PMID 27060021（コーヒーおよび茶の摂取と非アルコール性脂肪肝およびメタボリック症候群との関連：観察研究の系統的レビューとメタ解析）

    コーヒーおよび茶の摂取が非アルコール性脂肪肝およびメタボリック症候群と関連するかを検証した系統的レビューとメタ解析。コーヒー摂取量と肝線維化の程度は逆相関し、コーヒーおよび茶の摂取量が多い群はメタボリック症候群を有するリスクが低いことが示された。

4. Chen YP, et al. A systematic review and a dose-response meta-analysis of coffee dose and nonalcoholic fatty liver disease. Clin Nutr. 2019 Dec；38(6)：2552-7. PMID 30573353（コーヒー摂取と非アルコール性脂肪性肝疾患に関する系統的レビューと容量反応メタ解析）

    コーヒーの摂取量と非アルコール性脂肪性肝疾患の発症との容量依存的関連を検証した系統的レビューとメタ解析。1日3杯以上のコーヒー摂取は非アルコール性脂肪性肝疾患の発症リスク低減と関連していることを示した。

身体機能低下に関する疑問

 自分で動けない患者さんの
1日のエネルギー必要量の計算の仕方は？

食事やそのほかのADLが全介助でご自分では動けない患者さんを診ています。1日の必要エネルギー量の計算には、BMIのほかに何が必要で、どのように計算するのでしょうか？アルブミン値などは大切だと思いますが、体重だけが増えてしまう方もいらっしゃいます。

 自力歩行可能な人と計算方法は同じですが、活動にともなうエネルギー消費量を低めに見積もって計算します。

回答：西岡心大

　エネルギー必要量とは、1日に摂取すべき総エネルギー量のことです。消費するエネルギーと等しい量を摂取すれば生体恒常性が維持できるという考えに基づき、臨床現場では、推定エネルギー消費量を算出してエネルギー必要量とみなすことが多いです。エネルギー消費量は、①基礎代謝量、②食事誘発性熱産生、③活動によるエネルギー消費量の3つの要素に分解することができます。では、いわゆる「寝たきり」の方ではこれらの要素はどのように変化しているのでしょうか？

　まず、基礎代謝量は筋肉量が多いと高くなり、少ないと低くなります。重度障害を有する方の場合、廃用症候群などによって骨格筋が萎縮するため基礎代謝量が低下します。一方、活動によるエネルギー消費量は当然低くなることが想像できます。

　臨床現場でのエネルギー消費量算出方法としては、推定式による算出が広く用いられています。とくに、Harris-Benedictの式を用いた推定がよく用いられ、筆者らも回復期リハビリテーション病棟で入院患者さんに用いています。具体的には、身長、体重、年齢から基礎代謝量を算出(男性：66.5＋13.8×体重[kg]＋5.0×身長[cm]－6.8×年齢、女性：655.1＋9.6×体重[kg]＋1.8×身長[cm]－4.7×年齢)し、さらに活動係数と侵襲係数を乗じて必要エネルギー量を算出します**(図3)**。活動係数に確立した基準はありませんが、安静臥床が24時間続いた場合は1.0です。自力で体動が困難な重度障害の方でも、離床を積極的に促すなど一定の活動量を確保できるため、通常は1.1～1.2程度の係数を用います。ただし、重度頚髄損傷や神経難病の

方では、活動量とともに基礎代謝量が著しく低下することから、活動係数として1.0、さらに基礎代謝量低下を考慮して侵襲係数を0.8〜0.9と設定します[1]。また、重度な低栄養で褥瘡のリスクが高い場合、体重を増やすためエネルギーを追加することもあります。

このようにしてエネルギー必要量を算出しますが、実際には対象者の方それぞれに合わせて調整する「さじ加減」も重要です。もし、必要エネルギー量が知りたいと思ったら、身近な管理栄養士さんに尋ねてみてください。

図3 1日のエネルギー必要量の計算式

必要栄養量＝基礎代謝量×行動因子×侵襲因子

▼ この答えの根拠となる文献はコレ！

1. 西岡絵美．III章 回復期リハビリテーション病棟の栄養管理 総論 3．回復期リハビリテーション病棟における栄養管理の実践 (5)必要栄養量の算出．In：回復期リハ病棟協会栄養委員会(監)，西岡心大，髙山仁子，岡本隆嗣(編)．回復期リハビリテーション病棟のための栄養管理ガイドブック．東京：医歯薬出版，2024：83-4．

   回復期リハビリテーション病棟で栄養管理に従事する管理栄養士などを対象として栄養管理に必要な基礎知識を網羅している。

骨粗しょう症に関する疑問

Q40 骨粗しょう症の高齢者が意識的に大量にカルシウムを摂取したら骨はもとに戻る？

骨粗しょう症の高齢患者さんが、「骨を強くするために毎食牛乳を飲んでいる」といっていたのですが、カルシウムの大量摂取で骨はもとに戻るのでしょうか？

レシピ➡P.120

A40 推奨量以上を摂取しても骨組織の改善は期待できません。逆に2,500mg以上の過剰摂取は高カルシウム血症、尿路結石などのリスクがあります。

回答：藤井杏奈、西岡心大

　骨粗しょう症は、低骨量と骨組織の微細構造の異常を特徴とし、骨の脆弱性が増大し、骨折の危険性が高まる疾患です[1]。予防にはカルシウム（Ca）摂取が重要で、骨粗鬆症ガイドライン[2]での推奨量は700〜800mgとされています。カルシウムは、牛乳やチーズ、ヨーグルトなどの乳製品、小魚、大豆製品、ひじき、わかめなどの海藻類に多く含まれます。牛乳はコップ1杯で毎日手軽に摂取できる（200mLでカルシウム約220mg）重要なカルシウム供給源です。鮭、丸干しイワシなどの魚類、キノコ類などに含まれるビタミンDを同時に摂取すれば、腸管からの吸収率が高まり、また、紫外線に当たることで皮膚での合成が促進されます。

　しかし、カルシウムの大量摂取で骨の脆弱性が回復するとは期待しないほうがよいでしょう。カルシウムを大量に摂取しても、腸管からのカルシウム吸収が抑制されます。また、過剰摂取により高カルシウム血症、泌尿器結石、軟組織の石灰化などの健康障害のリスクがあります。日本人において、カルシウム摂取量の健康被害発現量は3,000mg、耐容上限量は2,500mgと定められています[3]。とくに、カルシウム製剤やビタミンD製剤などを利用している場合は過剰摂取に注意が必要です。目安としては毎日コップ1杯の牛乳を飲むことと、前述の食材を組み合わせることが大切です。

　カルシウム以外の栄養素としては、ビタミンKとリンが重要です。納豆や緑黄色野菜に多く含まれるビタミンKは、骨にあるオステオカルシンというたんぱく質を活性化し、骨沈着、骨形成を促進します。一方、リンを多く含む加工食品やカフェイン、喫煙や飲酒は、腸管でのカルシウム吸収抑

制作用、尿中への排泄促進作用があるため、禁煙、適正摂取が重要です。また、外出やスクワットなどの運動習慣は、骨密度上昇、転倒予防に有用で、紫外線に当たるよい機会にもなります。

▼この答えの根拠となる文献はコレ！

1. Assessment of fracture risk and its application to screening for postmenopausal osteoporosis. Report of a WHO study group. World Health Organ Tech Rep Ser. 1994；843：1-129. PMID 7941614（閉経後骨粗しょう症における骨折のリスクとスクリーニングへの適用：世界保健機関研究班によるレポート）

　閉経後の女性における骨粗しょう症性骨折のリスク因子と公衆衛生的介入のためのスクリーニングへの適用について解説した世界保健機関によるレポート。

2. 骨粗鬆症の予防と治療ガイドライン作成委員会（編）．骨粗鬆症の予防と治療ガイドライン 2015年度版．http://www.josteo.com/ja/guideline/doc/15_1.pdf（2024年7月22日アクセス）

　日本骨粗鬆症学会、日本骨代謝学会、骨粗鬆症財団による骨粗しょう症の予防と治療に関するガイドライン。

3.「日本人の食事摂取基準」策定検討会．日本人の食事摂取基準（2020年版）．厚生労働省．2019年12月．https://www.mhlw.go.jp/content/10904750/000586553.pdf（2024年9月12日アクセス）

　日本人におけるエネルギーや栄養素摂取の基準を定めた報告書。健康増進法に基づき5年に一度策定される。

食欲低下に関する疑問

 「食欲がない」という患者さんへは
どのような食事のアドバイスをしたらよい？

食欲がない患者さんが来院されました。何かよいアドバイスはありませんか？

 疾患が原因でない場合は、生活習慣を見直したうえで胃に
負担をかけない食材・調理法やストレスを和らげる方法を
すすめましょう。

回答：黒木幸子

　食欲不振の原因は、大きく分けて疾患に起因するものとそれ以外のものに分けられます。慢性胃炎や胃潰瘍をはじめ、心不全や脳梗塞、がん、風邪・インフルエンザ、また認知症やうつ病、あるいはう蝕や口内炎など、さまざまな疾患が食欲不振の原因となります。原因に応じた対応が必要ですから、まずは現状をしっかりとアセスメントしましょう。そして何らかの痛みがある、食欲不振が長期間におよんでいる、体重が減少しているといったような場合には専門医の受診をすすめましょう。

　一方、思い当たる疾患がない場合、運動不足や寝不足、あるいは過度の疲労、心配事、ストレスなどから食欲が低下することもあります。こういった場合には、食事・運動・睡眠など生活リズムを規則正しくすることをすすめます。あわせて、食事は胃に負担をかけない消化の早いものや食欲を増進させるものを少量ずつでも摂るよう伝えましょう。たとえば、揚げ物、脂身の多い肉、バターや生クリームなど乳脂肪の多いものは消化に時間がかかり、胃に負担をかけてしまいます。また、ごぼうやレンコンなど食物繊維の多い野菜も胃に負担をかけます。おすすめは、赤身肉や鶏ささみ、白身魚、豆腐などです。野菜は加熱して軟らかくすると消化がよくなります。新鮮な野菜と良質なたんぱく質を組み合わせたスープやおかゆ、雑炊、うどんなどは水分が多く、食欲のないときには食べやすいでしょう。

　そのほか、梅干しやレモン、柑橘類、キウイやリンゴ、お酢などクエン酸を含む食材は、からだの疲労物質を分解して体内への蓄積を防いでくれるはたらき[1]に加え、唾液や胃液の分泌を促して食欲増進する効果もあります。

また、しょうが、にんにく、大葉、ねぎなどの薬味野菜には、消化不良や食欲不振を改善するはたらき、唐辛子やカレー粉など香辛料には食欲を刺激するはたらきがあります[1]。これらを料理のアクセントとして用いたり、季節を感じる食材を使ったり、美しい盛り付けをくふうするなどして食事を楽しむといいでしょう。

　また、食事のときに空腹を感じられるように適度な運動をしたり、食前に入浴しくつろいだ気分で食卓に向かうなどストレスを和らげることも食欲不振の改善におすすめです。くれぐれも「食べないとからだに悪いですよ」といった患者さんを焦らせる言動は慎みましょう。

▼この答えの根拠となる文献はコレ！

1. 板木利隆（監）．からだにおいしい野菜の便利帳．東京：高橋書店, 2008：36, 164-6, 186-90.
　　野菜、穀類、きのこ、山菜、果物、香草など100種以上の食材の栄養価や栄養価の高い旬の時期、新鮮な野菜を選ぶこつ、保存方法、料理のポイントなどが記載されている。

第**4**章

ライフステージに
関する疑問

Q42
▼
Q50

小児に関する疑問

Q42 子どもにお菓子を与えていいのは、何歳から?

う蝕予防のために、お子さんのおやつに砂糖を含まないものをすすめたら、保護者から「では、何歳頃からだったらお菓子を与えてもよいのですか?」と聞かれました。どう答えればよいでしょうか?

A42 できるだけ遅いほうがよいですが、う蝕予防やおやつの目的、味覚の形成などの点も考えると、3歳以降が望ましいです。

回答:黒木幸子

そもそも、子どもに与えるおやつの本来の目的は、栄養とエネルギーの補給です。幼児は消化機能が未熟で、1回の食事で食べられる量が少なく、1日3回の食事だけでは必要な栄養やエネルギー量を満たすことが難しいためです[1]。とくに3歳を過ぎると1日に必要なエネルギー量が成人女性のおよそ $\frac{2}{3}$ にもなるので、第4の食事としておやつが欠かせません。

また、味覚は離乳食が始まる5ヵ月頃から10歳頃までの食経験により育まれていき、この時期に与えられた食べ物によって味覚の好みができます。とくに離乳食開始から3歳頃までは、重要な時期といわれています[2]。甘いお菓子ばかりを与えていると、甘味への欲求がエスカレートしやすくなり[3]、野菜などの素材本来の味を「おいしい」と思えなくなって、好き嫌いが多い子になってしまいます。この時期は食生活の基盤をつくる大切な時期でもあります。親がコントロールできるあいだに正しい食習慣を身につけることが、子どもの将来の健康につながることも伝えてあげるとよいのではないでしょうか。

市販のお菓子は、①甘みが強く、う蝕や味覚形成への影響のほか、エネルギーの過剰摂取や血糖値の急激な上昇を招く、②塩分が強く、味覚形成への影響だけでなく将来の高血圧につながる、③油分が多く肥満の原因となる[1]、④からだに悪影響をおよぼし発がん性の問題などもある着色料や保存料が含まれる、といった傾向があるため、おやつは手作りが理想です。保護者の負担や、おやつの「子どもの休息や楽しみ」「親や兄弟姉妹とのふれあいの時間」という面も考慮すると、①家にあるもので簡単に作れ、②1日3食

で摂りきれなかった栄養素を摂れ、③次の食事に影響しない量（与える時間も）をポイントに考えるとよいでしょう。

　おすすめは、おにぎり（しらす、ごま、わかめなど普段の料理に使わない具）、野菜など具沢山のサンドイッチ、手軽に自然の甘みを感じられる季節の果物、血糖値の上昇が緩やかな蒸かしたイモ類・とうもろこし、無糖のヨーグルト（甘みがほしければ果物・手作りジャム・ドライフルーツと混ぜる）などです。

▼この答えの根拠となる文献はコレ！

1. 小児科と小児歯科の保健検討委員会．委員会報告「子どもの間食」に関する考え方．小児保健研究．2012；71(3)：455-60．

　「子どもの間食」に対する考え方は、時代背景によって変化してきた。そこで、現代の間食について、子どもの年齢別に何をどのように与えるのかを考察し、まとめた報告。

2. とけいじ千絵．0～5歳 子どもの味覚の育て方．東京：日東書院本社，2016年：14．

　味覚のしくみや離乳期からできる味覚の育て方などの理論とともに、味覚が育つレシピも掲載している。

3. 山本隆．おいしさとコクの科学．調理科学．2010；43(6)：327-32．

　ヒトは食物を食べたとき「甘い」「塩辛い」「苦い」などといった五味を感じるほかに、「おいしい」といった感情や「コクがある」といった表現をすることがある。このような現象を科学的に解析し、ヒトの行動におよぼす影響を考察している。

小児に関する疑問

Q43 少食な子でも、う蝕予防のためには食事回数を減らすべき?

保護者から「うちの子は少食だから、保育士さんや保健師さんには回数を分けて食べるようにいわれました。でも、歯医者さんではむし歯のリスクが上がるから食事の回数を少なくするようにいわれて困ります」と相談されました。どう答えればよいでしょうか?

A43 少食の子は、食事の回数を減らすと必要なエネルギーや栄養素が不足し、心身の成長・発達に悪影響が出るおそれがあります。別の方法を提案しましょう。

回答:黒木幸子

　人は、生きるために必要な栄養を食事から摂ります。栄養は、①からだを動かす、②からだを維持する、③からだを作るために必要です。子どもは、絶えず成長・発育していますので、とくに③のからだを作るための栄養摂取が重要です。成人に比べて子どもは、体重1kg当たりに必要な栄養素の摂取量が多くなります。

　一方、子どもは成人に比べ咀嚼能力が低いうえに消化器官が小さく、消化・吸収・排泄機能も未熟で、一度の食事で摂取できる量に限りがあります。そのため、1日3回の食事に加えて間食などで食べる回数を増やして補わないと、1日に必要なエネルギーや栄養素が不足してしまい、発育に影響が出るおそれがあります。1日の食事回数を減らすことは、う蝕のリスクを減らすためには有効です。しかし、少食の子どもの場合は食事回数を減らすと必要なエネルギーや栄養素が足りず、発育に影響が出ることがとくに心配なため、別の方法を提案するとよいでしょう。まずは、「出生時の身長・体重」「現在の身長・体重」などの身体状況を聞き、身体計測値が暦年齢に応じた範囲にあるか、発育の経過が適切であるかを確認しましょう。母子健康手帳にも掲載されている乳幼児身体発育曲線(パーセンタイル曲線)を用いる方法が、簡単で一般的です[1]。成長曲線の範囲になければ、う蝕のリスクよりも食事回数を増やして食事量を確保し、必要なエネルギーや栄養素の摂取を優先すべきです。また、体重は少ないけれど成長が順調な子も、「元気だから大丈夫」など安易な判断をして食事回数を減らすよう指導してしまうと、栄養不足を招く可能性があります。

保護者のなかには、さまざまな専門家からのアドバイスに混乱し、結局何もできなくなっている人もいますので、少食の原因を保護者と一緒に見つけていくことが大切です。

　少食の原因には、消化液が出にくいといった体質的なもののほかに「夜更かしや不規則な生活で食事の時間に食欲がわかない」「日中の活動量が少ないため空腹を感じない」「間食に甘い菓子をたくさん食べている」などもあります。食事の内容や量に加え、日中の活動内容、睡眠などの生活状況を聞き取り、「楽しんで食べられる環境をつくる」「少量でもバランスよく栄養摂取できるようにする」など、各家庭に合った改善方法を考え、支援しましょう。

▼この答えの根拠となる文献はコレ！

1. 横山徹爾，加藤則子，松浦賢長，盛一享德，森崎菜穂，吉田穂波．乳幼児身体発育評価マニュアル 令和3年3月改訂．国立保健医療科学院．https://www.niph.go.jp/soshiki/07shougai/hatsuiku/index.files/katsuyou_2021_3R.pdf（2024年10月30日アクセス）
　乳幼児の身体計測と評価に関する手引き。平成23年度の研究成果を基に乳幼児の身体発育に関する最新の情報を示している。

小児に関する疑問

Q44 兄や姉のいる子におやつの回数を減らしてもらうには、どうすればよい?

う蝕のある小児患者さんの保護者におやつの回数を減らすよう伝えたら、「兄や姉がいるから、どうしても下の子も一緒に何か食べてしまうんです」といわれました。この状況でおやつの回数を減らしてもらうには、どうアドバイスすればよいでしょうか?

A44 3食しっかり食べられるように生活時間を見直して、おやつの時間は兄・姉と一緒の1日1回だけにするなどアドバイスするとよいでしょう。

回答：黒木幸子

　子どもにとってのおやつは、1日の栄養を補う「補食」という大きな役割、活発な新陳代謝にともなう水分補給、そして、兄・姉や親との楽しいコミュニケーションの時間としての役割もあります。一人だけ食べさせてもらえないのはかわいそうですね。「あれはダメ! これはダメ!」といった間食を敵視した指導ではなく、間食とう蝕との関係を十分知ってもらい、いかにう蝕をつくることなく間食とうまく付き合うかを伝えられるとよいでしょう。

　う蝕罹患と育児環境との関連についての調査報告[1]によると、生活習慣のなかで「間食時間」「間食回数」「買い食い」はう蝕との関係が強く、「間食が1日1回以下」「間食時間に規則性がある」などは、う蝕の減少にはたらいているようです。またこれら間食の習慣は、「早寝・早起き・規則正しい生活」「三度の食事をしっかり食べる」といった生活のリズムと強く関連しているのです[1]。したがって、う蝕予防に重要なのは、「リズムのある育児」です。

　いま一度、患児について、三度の食事時間、活動の時間、昼寝の時間、そしておやつの時間など起床から就寝までの生活時間を見直し、リズムを整えるようにしてもらいましょう。からだを動かし、三度の食事をしっかり食べれば、何度もおやつをほしがることは少なくなると思います。

　そして、兄・姉とのおやつの時間は1日1回確保して楽しんでもらい、それ以外には間食させないように伝えます。おやつの時間と内容、量は、夕食が食べられる程度とし、保護者に管理してもらいます。

　おやつの内容に関しては、糖分の摂取をコントロールすることでう蝕菌の繁殖を抑えることができます[2]。①砂糖の量が多いもの（ジュース、甘いお菓

子など)、②口の中に長く留まりやすいもの(キャンディなど)、③歯にくっつきやすいもの(キャラメル、スナック菓子など)はなるべく避けてもらいます。

　おすすめは、おにぎりやサンドイッチ、果物・さつまいもなど自然の甘さがある食材を使った簡単なおやつです。さらに家族みんなで手作りして食べると、子どもたちの心は満たされます。忙しくておやつを手作りする時間がない場合は、市販のお菓子から何を選べばう蝕になりにくいかを兄・姉などと一緒に考えてもらいます。食を選ぶ力を養うことができ、兄・姉のおやつの内容を見直すきっかけにもなります。

▼ この答えの根拠となる文献はコレ！

1. 大橋健治．5章 間食 1. 小児歯科における間食指導の方向性．In：全国小児歯科開業医会(JSPP)編集協力委員会(編)．小児歯科臨床叢書1 歯科医院のフード・カウンセル 食環境の変化と食事指導．大阪：東京臨床出版, 2003：170-7.

　子どものう蝕罹患と間食は、密接な関係がある。間食として与える食品、間食時間や頻度について分析し、う蝕を予防する間食指導の方向性を検討した報告。

2. 赤坂守人．2章 歯科における食事指導とは 目的と方法 2. 歯科医としての子どもの食生活とのかかわり方．In：全国小児歯科開業医会(JSPP)編集協力委員会(編)．小児歯科臨床叢書1 歯科医院のフード・カウンセル 食環境の変化と食事指導．大阪：東京臨床出版, 2003：40-53.

　近年、子どもの生活は大人の生活パターンに引き込まれ、小児の全身および歯・口腔の健康に影響をおよぼしている。これからの子どもの栄養・食生活指導はこれまでのシュガーコントロールを中心とした内容から、さらに幅広い分野と視野に立った栄養・食生活指導が求められることを示している。

小児に関する疑問

Q45 発達障害の子どもへの食事指導のアドバイスは?

発達障害の子どもは偏食の傾向にありますが、食事指導ではどんな点に注意するとバランスよく食べてもらえるでしょうか? また、どうしても食べられない食品がある場合、サプリメントをすすめてもよいのでしょうか?

A45 少しずつでよいので食べられるものを増やしていきましょう。バランスよく栄養を摂るには、「6つの基礎食品」を活用するとよいでしょう。

回答：黒木幸子

　発達障害の子どもは、「感覚（味覚、嗅覚、触覚、視覚、聴覚）が過敏」「こだわりが強い」「異なる環境に不安を感じやすい」「見慣れないものへの抵抗が強い」などの傾向があるため、偏食傾向である場合が多いようです[1]。その原因はさまざまで、一人ひとり違います。対応を誤ると逆効果になることもあるため、まずはよく観察して偏食の原因を推測し、それに合った対応をスモールステップで行います。そして、少しでも改善できたら褒めます[1]。その繰り返しによって、少しずつですが偏食が改善していきます。効果はすぐに出ませんが、生涯にわたる食の広がりに必ずつながっていきますから、あきらめずに続けましょう。

　また、偏食を改善するためには、「周りの人がおいしそうに食べるのを見せる」「さまざまな食べ物を見せる」「匂いをかがせる」「触らせる」などといった、食べ物に興味をもつ機会を与えることも大切です[1]。子どもが「食べてみようかな?」という気持ちになったときをチャンスとするため、たとえ食べなくても皆と同じ食事を出し続けるようにします。

　偏食のある子どもにもバランスよく食べてもらうには、厚生労働省が策定した「6つの基礎食品」[2]（表4）を活用すると、保護者にもわかりやすいと思います。食べられないものと同じ群のなかから食べられるものを選ぶとよいでしょう。たとえば、ピーマンが食べられない場合は、同じ群のブロッコリーやほうれん草を選ぶと大体同じ栄養素が含まれている、と考えることができます。

　栄養不足を心配し、サプリメントの利用を考えている保護者も多いと思い

ますが、サプリメントには副作用や、栄養素によっては摂り過ぎによるからだへの悪影響が出ることもあります。専門家への相談をすすめましょう。その結果、サプリメントを飲むことになったとしても、苦手なものを食べなくていいわけではありません。少しずつでよいので、食べ物から栄養を摂れるように小さい頃から食べられるものを増やしていくことが大切であると伝えましょう。

表4　6つの基礎食品の分類

（文献2より引用）

1群	肉、魚、卵、大豆・大豆製品
2群	牛乳、乳製品、骨ごと食べられる魚
3群	緑黄色野菜（人参、ほうれん草、ピーマン、ブロッコリーなど）
4群	そのほかの野菜（大根、キュウリ、白菜、キャベツなど）と果物
5群	米、パン、麺、芋
6群	油脂

含まれている栄養素の特徴によって食品を6つに分類し、各グループの食品を組み合わせて食事を作ることで、バランスよく栄養を摂ることができるようくふうされている。

▼ この答えの根拠となる文献はコレ！

1. 立山清美, 宮嶋愛弓, 清水寿代. 自閉症児の食嗜好の実態と偏食への対応に関する調査研究. 浦上財団研究報告書. 2013；20：117-31.

    ASD児の食嗜好の偏り（偏食）の実態を明らかにし、保護者がどのように食材や対応をくふうしたか、そのうち食嗜好の偏り（偏食）の改善に有効なくふうは何かを調査し、まとめた研究報告。

2. 千葉県栄養士会. 現代食事考 かしこく食べる「元気で長生き」の食生活を紹介します. 6つの基礎食品と献立の作り方. 2023年12月. https://www.eiyou-chiba.or.jp/commons/shokuji-kou/health_and_diet/6kisosyokuhin/（2024年10月30日アクセス）

    厚生労働省が策定した「6つの基礎食品」は、含まれている栄養素の特徴によって食品を6つに分類し、それぞれの表の食品を組み合わせて食事を作ることにより、バランスよく栄養を摂ることができるようにくふうされたものである。この「6つの基礎食品」を使った献立の作り方が示されている。

小児に関する疑問

Q46 味覚が決定するまで甘いものを控えれば、その後甘いもの好きにならない？

「味覚は3歳までに決定する」と聞いたことがあります。それまでにチョコレートなどを与えなければ、成長してもむやみやたらに甘いものを好んで食べない子になるのでしょうか？

A46 その可能性は高いですが、味覚を育てるためにはさまざまな食品を与えてその味を体験させることが大切です。

回答：黒木幸子

　味には、「甘味」「酸味」「塩味」「苦味」「うま味」の5つの基本味（五味）があります[1]。苦味は毒物、酸味は腐敗物の信号となり、本能的に避けようとします。一方、甘味は生きていくのに必要なエネルギー源となる糖分があることを知らせる味、塩味は体液のバランスをとるのに必要なミネラルがあることを知らせる味、うま味はたんぱく質の存在を知らせる味で、本能的に好む味です。

　基本的な味を判断する能力は、生まれつきもっていますが、おいしいと思う味（嗜好）は経験と学習によって獲得されます。おいしさは味覚だけでなく、嗅覚、視覚、触覚などさまざまな感覚器官を通して脳に伝わった結果、記憶されます[1]。

　おいしさは、その成り立ちから①生まれつきもつおいしさ、②物心がつくまでに獲得したおいしさ、③物心がついてから獲得したおいしさに分けられます[1,2]。

　①は前述した本能的に好むおいしさや必要な栄養素が欠乏したときにほしくなる味です。疲れたときに甘いものがほしくなり、食べたときにおいしいと感じるのは、これに当たります。②は小さいころに繰り返し食べ、経験を積み重ねることで無意識のうちに刷り込まれたおいしさです。「おふくろの味」などがこれに当てはまります。今回のご質問、「3歳までに決定する」といわれている味覚というのもこれを指しているのでしょう。③は経験や学習、情報、加齢による生理機能の変化などによって獲得したおいしさです。苦くて飲めなかったコーヒーが大人になっておいしいと感じるようにな

るのはこれに当てはまります。

　"おいしい"と感じたときに出る脳内物質には依存性を生じるものがあり、それが摂食意欲をエスカレートさせ「やみつき」となり、過食につながることがあります[2]。本能的に好む甘味はこれに該当します。一方、うま味によるおいしさは、甘味ほど強いやみつきを生じません。適度なところで食べるのをやめることができるおいしさです。したがって、味覚を育てるためには、素材そのもののおいしさを生かして薄味にし、うま味の基本であるだしのおいしさに小さいころから触れさせるといいでしょう。

　「甘い物を与えない」ということではなく、食事を楽しみながらいろいろな食品を体験し、五感を使っておいしさの発見を繰り返し経験させることが重要です。

▼ この答えの根拠となる文献はコレ！

1. とけいじ千絵．0～5歳 子どもの味覚の育て方．東京：日東書院本社，2016：8-14．
　味覚のしくみや離乳期からできる味覚の育て方などの理論とともに、味覚が育つレシピも掲載している。

2. 山本隆．おいしさとコクの科学．調理科学．2010；43(6)：327-32．
　ヒトは食物を食べたとき「甘い」「塩辛い」「苦い」などといった五味を感じるほかに、「おいしい」といった感情や「コクがある」といった表現をすることがある。このような現象を科学的に解析し、ヒトの行動におよぼす影響を考察している。

成人に関する疑問

Q47 コンビニ食が多い患者さんにはどのようなアドバイスをしたらよい?

職業上、どうしても毎日昼食と夕食をコンビニで買わなければいけないという患者さんがいるのですが、からだが心配です。どのような点に気をつけてもらえばよいのでしょうか?

A47 栄養成分表示に注意し、「主食＋主菜＋副菜」を組み合わせて栄養バランスを整えるよう伝えましょう。

回答：黒木幸子

　便利でおいしいものが簡単に食べられるコンビニ食ですが、ご飯・麺類（糖質）が多い、揚げ物・洋食メニュー（脂質）が多い、味が濃い（食塩が多い）、野菜が少ない（ビタミン・ミネラル・食物繊維が不足しがち）など、気になる点もあります。しかし、さまざまな商品がありますので、選び方次第でバランスよく栄養を摂取することができます。

　まず、栄養成分表示※を確認しましょう。食塩は「食塩相当量」と「ナトリウム量」の2通りで表示されています。ナトリウム量の場合は2.5倍すれば食塩相当量になります。日本人の食事摂取基準によれば1日当たりの食塩摂取目標値は男性7.5g未満、女性6.5g未満です[1]。WHO（世界保健機構）は5g未満を推奨しています[2]。栄養成分表示を確認する習慣をつけるだけでも、自身の食事内容を意識するようになります。減塩することで生活習慣病の予防につながりますので、なるべく意識するようにしましょう。

　次に、「主食＋主菜＋副菜」の組み合わせを考えると栄養バランスが整えやすくなります。主食はご飯・パン・麺類など糖質を多く含むものです。糖質はエネルギー源となるので、1日に摂取するエネルギーの50〜65％は主食によって摂取することが望ましいとされています[1]。最近では、糖質制限が注目されていますが、まったく食べないということがないようにしましょう。主菜は肉・魚・大豆や大豆製品・卵などたんぱく質を多く含むもので、筋肉や血液などを作るために必要です。不足すると筋肉の減少や免疫力の低下などにつながりますが、脂肪を多く含むものも多いため、揚げ物や洋食メニューに偏らないようにしましょう。副菜は野菜・きのこ類・海藻類などを

使ったおかずで、ビタミン・ミネラル・食物繊維を多く含むものです。野菜は1日に350g以上の摂取が推奨されているため、おひたしや煮物、具だくさんの味噌汁やスープなどを1〜2品選ぶとよいでしょう。

弁当はご飯や揚げ物が多いうえに、揚げ物の下にパスタが敷いてあるなど糖質・脂質が多く、野菜が少ない傾向にありますので、単品を組み合わせることをおすすめします。昼も夜もコンビニ食になる場合は、好きなものばかりにならないよう、昼と夜で主菜や副菜を変えるなど、いろいろな食材を摂るようにしましょう。

▼ この答えの根拠となる文献はコレ！

1. 「日本人の食事摂取基準」策定検討会. 日本人の食事摂取基準（2020年版）. 厚生労働省. 2019年12月. https://www.mhlw.go.jp/content/10904750/000586553.pdf（2024年7月16日アクセス）
　国民の健康の保持・増進を図るうえで摂取することが望ましいエネルギーおよび栄養素量の基準を厚生労働大臣が定めるもので、5年ごとに改定を行っている。健康状態に応じた栄養所要量の推定量や栄養素の安全上限値などを示している。

2. Guideline：Sodium Intake for Adults and Children. Geneva：World Health Organization；2012. PMID 23658998（ガイドライン：成人と子どものナトリウム摂取量）
　成人と子どものためのナトリウム摂取基準に関するWHOのガイドラインについて説明している。

※成分表示は100g当たり、1袋当たりなど商品により異なるので注意。

高齢者に関する疑問

Q48 義歯の患者さんが食べやすい食事は?

義歯を入れたばかりの患者さんに、食べやすいものをおすすめしたいのですが、具体的にどのようなくふうをしたら食べやすくなるのか教えてください。

レシピ➡P.120

A48 噛みやすいだけでなく栄養豊富なメニューになるよう、調理方法や食材の選び方をくふうしましょう。

回答：森 菜美、西岡心大

　義歯を入れたばかりの方は、噛む力が弱く、栄養素が不足する傾向にあり[1]、また咬合支持が少ないことは摂食嚥下障害や低栄養と関連します[2]。そのため、噛みやすく、かつ栄養バランスを損なわないメニューが好ましいです。

　まず、噛みやすく飲み込みやすい食材を選びましょう。たとえば、豆腐や茶わん蒸しなどテクスチャーが均一でなめらかな食材です。また、ハンバーグやつみれなどに使われるバラつきやすいひき肉をなめらかにまとめる「つなぎ」も、噛みやすくする食材です。「つなぎ」には、小麦粉や山芋のほか、里芋や蓮根のすりおろしを用いても軟らかく仕上がります。仕上げにとろけるチーズや半熟の目玉焼きを乗せれば、たんぱく質量もアップできます。

　次に、調理方法ですが、大根や豚肉などの繊維やスジのある食材には隠し包丁を入れ、じゃがいもやさつまいもは茹でて潰しポテトサラダやスイートポテトにすると、食材本来の味を損なうことなく軟らかくできます[3]。とくにポテトサラダなどのマヨネーズやバターを加える料理は、油脂によりエネルギーを効率的に摂れるためおすすめです。スジ肉やごぼうなどの硬い食材は、圧力鍋を使えば短時間で軟らかくできます。

　「煮る・蒸す」料理は「焼く・揚げる」と比べて軟らかく仕上がりますが、揚げる調理でも、揚げ南蛮などにすると魚を骨まで軟らかく食べることができます[4]。

▼この答えの根拠となる文献はコレ！

1. Cousson PY, et al. Nutritional status, dietary intake and oral quality of life in elderly complete denture wearers. Gerodontology. 2012 Jun；29(2)：e685-92. **PMID** 22004061（高齢総義歯装着患者の栄養状態と食事摂取量、および口腔衛生状態）

　自立した高齢者を対象として、義歯装着の有無と栄養素摂取量や栄養状態の関連を調査した横断研究。義歯装着高齢者のほうが低栄養を有する割合が高く、MNAスコアの22%は歯牙の状態、4%は口腔状態により説明可能であった。

2. Wakabayashi H, et al. Occlusal Support, Dysphagia, Malnutrition, and Activities of Daily Living in Aged Individuals Needing Long-Term Care：A Path Analysis. J Nutr Health Aging. 2018；22(1)：53-8. **PMID** 29300422（長期要介護高齢者の咬合支持と嚥下障害、低栄養、および日常生活動作：経路分析）

　介護施設入所中の高齢者を対象とした横断研究。対象者の79%が嚥下障害を、90%が低栄養リスクを有していた。パス解析の結果、咬合支持は嚥下障害を介して低栄養に関連していたことを示した。

3. 藤谷順子（監）．テクニック図解 かむ・飲み込むが難しい人の食事．東京：講談社，2011；37．

　咀嚼障害や摂食嚥下障害を有する方向けのレシピ集。見た目や味が普通の食事と大きく変わらないようなくふうが掲載されている。

4. 黒田留美子（著）．家庭でできる高齢者ソフト食レシピ 食べやすく飲み込みやすい．東京：河出書房新社，2003；62-3．

　咀嚼障害や摂食嚥下障害を有する高齢者向けのソフト食のレシピ集。

高齢者に関する疑問

Q49 フレイルや低栄養を防ぐ、おすすめの食事は?

高齢患者さんのフレイル・低栄養を防ぐために、バランスのよい栄養になるものをおすすめしたいです。高カロリーが摂取できて、調理も簡単なおすすめのメニューや食品を教えてください。

レシピ➡P.121

A49 脂の多い肉や魚、乳製品を上手に使った、揚げ物・炒め物・和え物などがおすすめです。

回答：西岡心大

　高齢者によくみられる食事摂取量減少の原因には、うつ状態や多剤処方、口腔内のトラブルによる食欲不振、歯の喪失などによる咀嚼力低下、加齢にともなう嚥下機能の低下(老嚥)が考えられます[1]。食事摂取量の減少は低栄養状態を招き、フレイルにもつながっていきます。また、嚥下機能が低下すると、肉や根菜類などの食べにくいものを避け、水分や甘く軟らかい食品などの食べやすいものだけを摂るようになるため、食事摂取量は足りていても、栄養が偏ったり栄養摂取量が減ったりする場合があります。さらに、ご本人や周囲の「歳だから脂や甘いものを控えよう」「塩辛いものは控えよう」という思い込みが、思わぬ低栄養を招くこともあります[2]。

　以上の点に加え、高齢者は満腹感が食後早期に起こる点もふまえて、メニューを考えましょう。1つ目のポイントは、少量でエネルギーの高い食材を選ぶこと。脂肪は重量当たりに含まれるエネルギーが全栄養素中もっとも高いため、少量でも高エネルギーが摂取できます。たとえば、肉類であれば鶏肉よりも牛や豚、ヒレよりバラ肉、魚であればタイやヒラメなどの白身魚よりも、サバ、アジ、ブリなどの青魚のほうが脂が多いことから、より多いエネルギーを含んでいます。

　2つ目のポイントは、油を使った調理法です。豚肉の薄切りを重ねて揚げた「ミルフィーユ豚カツ」、サバを揚げて甘酢に浸けた「揚げ南蛮」などの揚げ物はおすすめです。また、油を使った和え物もよいでしょう。マヨネーズ和えやドレッシング和え(ノンオイルでなく普通のもの)、ポテトサラダ、魚のマヨネーズ焼きなどもおすすめです。和え物に、液状や粉末状の中鎖脂肪酸

（MCT）を加えてもよいでしょう。MCTはその分子構造から、消化吸収がよく、脂っぽさやもたれ感が少ないのが特徴で、消化機能が弱っている高齢者にはうってつけです。最近では、低栄養予防を目的としてMCTなどでエネルギーを高めた軟飯やスパゲッティなども市販されるようになりました。「MCT 介護高齢者食品」で検索すれば見つかると思います。

最後に、とっておきのレシピ「かぼちゃのチーズリゾット」をご紹介します（P.121）。ひと皿でエネルギーとたんぱく質の両方を摂取できます。かぼちゃがなければ、じゃがいもなどのイモ類でもOK。ぜひお試しを！

▼ この答えの根拠となる文献はコレ！

1. Wakabayashi H. Presbyphagia and sarcopenic dysphagia：association between aging, sarcopenia, and deglutition disorders. J Frailty Aging. 2014；3(2)：97-103. **PMID** 27049901（老嚥とサルコペニアの摂食嚥下障害：加齢、サルコペニアと摂食嚥下障害の関連）

    加齢にともなう嚥下機能の生理的変化であるpresbyphagia（老嚥）や、嚥下関連筋の低下にともなう摂食嚥下障害であるサルコペニアの摂食嚥下障害の定義やメカニズムについて解説した論文。

2. Dent E, et al. Malnutrition in older adults. Lancet. 2023 Mar 18；401(10380)：951-66. **PMID** 36716756（高齢者の低栄養）

    高齢者における低栄養の疫学、危険因子、アプローチについてまとめた総説。低栄養の危険因子として、エビデンスは低いものの口腔の健康状態（残存歯数など）が挙げられている。また、安易な制限食（食塩制限食など）は一般的に避けることが推奨されている。

妊婦 に関する疑問

Q50 妊娠中に葉酸を摂ったほうがよいのはなぜ?

妊娠中の患者さんから「葉酸を摂るためにサプリメントを飲んでいる」とお聞きしたのですが、葉酸を摂取したほうがよいのはなぜですか? また、手軽に多くの葉酸を摂取できるアドバイスはありませんか?

A50 とくに妊娠初期は細胞増殖が活発な時期です。胎児の細胞増殖に必要な栄養素である葉酸が不足して先天異常につながるのを防ぐため、摂取が推奨されています。

回答：黒木幸子

　葉酸はビタミンB群の1種で、赤血球の形成やDNA合成にかかわる、全世代の男女にとって必要な栄養素です[1]。2020年版の「日本人の食事摂取基準」では、0歳から75歳以上までの推奨量または目安量が定められており、男女とも18歳以上における推奨量は1日当たり240μgとされていますが、妊娠期には胎児の成長のために必要量が増大します。そのため、倍の480μgが必要とされています[2]。

　とくに妊娠初期は胎児の細胞増殖が盛んであり、神経管の形成期であるため、この時期に葉酸が不足すると胎児の神経管閉鎖障害※発症リスクが高まることが明らかにされています[1]。研究の進んでいる欧米諸国では、発症リスク低減のため、食品からの摂取に加えて栄養補助食品からの葉酸摂取が勧告されています。わが国でも神経管閉鎖障害のリスク低減の観点から、受胎前後には母親の十分な葉酸摂取が重要だと考えられています[1,3]。

　葉酸は主に緑黄色野菜や豆類、果物などに多く含まれています。これらの食品をバランスよく摂取することが大切ですが、葉酸は熱に弱く、また水溶性であるためゆで汁に溶出しやすく調理によって失われやすいこと、また現状では食品中の葉酸の生体利用率が確定しておらず、神経管閉鎖障害のリスク低減に有効な量の科学的根拠もまだ十分ではないことから、当面栄養補助食品の利用が有効と考えられています[3]。「日本人の食事摂取基準」では、「妊娠を計画している女性、妊娠の可能性がある女性及び妊娠初期の妊婦は、通常の食品以外の食品に含まれる葉酸(狭義の葉酸)を400μg／日摂取することが望まれる」と付記されています[2]。

ただし、栄養補助食品はその簡便性から過剰摂取につながりやすい面があります。過剰に摂取すれば、ビタミンB_{12}欠乏に起因する障害の発生を隠してしまい、重篤な疾病の発見が遅れてしまう危険があります[2,3]。神経管閉鎖障害の発症の原因は葉酸欠乏だけではないため、過剰に摂ればリスクがなくなるわけではありません。各栄養素の摂取はあくまで日常の食事が基本であり、安易に栄養補助食品に頼りすぎないように注意する必要があることをあわせて伝えましょう。

▼この答えの根拠となる文献はコレ！

1. 三戸夏子．葉酸とサプリメント 神経管閉鎖障害のリスク低減に対する効果．厚生労働省 生活習慣病予防のための健康情報サイト e-ヘルスネット［情報提供］．https://www.e-healthnet.mhlw.go.jp/information/food/e-05-002.html（2024年7月16日アクセス）

　数多くの疫学研究から、受胎前後における葉酸摂取により胎児の神経管閉鎖障害（NTDs：Neural Tube Defects）の発症リスクが低減することが報告された。そこで日本では2000年に厚生労働省から、妊娠可能な年齢の女性へ葉酸の摂取に関する通知が出されたことについて解説している。

2. 「日本人の食事摂取基準」策定検討会．日本人の食事摂取基準（2020年版）．厚生労働省．2019年12月．https://www.mhlw.go.jp/content/10904750/000586553.pdf（2024年7月16日アクセス）

　国民の健康の保持・増進を図るうえで摂取することが望ましいエネルギーおよび栄養素量を厚生労働大臣が定めるもので、5年ごとに改定を行っている。健康状態に応じた栄養所要量の推定量や栄養素の安全な上限値などを示している。

3. 厚生省児童家庭局母子保健課長，厚生省保健医療局地域保健・健康増進栄養課生活習慣病対策室長．神経管閉鎖障害の発症リスク低減のための妊娠可能な年齢の女性等に対する葉酸の摂取に係る適切な情報提供の推進について．厚生労働省．2000年12月28日．https://www.mhlw.go.jp/www1/houdou/1212/h1228-1_18.html（2024年7月16日アクセス）

　妊娠可能な年齢の女性、妊娠を計画している女性および妊産婦などへ神経管閉鎖障害の発症リスク低減のために葉酸摂取に係る適切な情報提供の推進を促している。

※神経管閉鎖障害：神経管の癒合不全による二分脊椎症などの先天異常。

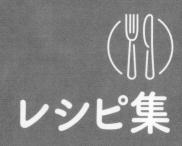

レシピ集

01 たんぱく質・食物繊維を効率的に摂れる
「大豆コロッケ」

Q03 より

材料 2人前

ゆで大豆(市販の蒸し大豆でもOK)……200g
里芋……100g(中3個)
人参……50g(中½本)
玉ねぎ……80g(中½個)
塩・こしょう……少々
しょうゆ……大さじ1
衣
　卵1個、小麦粉適量、
　パン粉適量、油適量

作り方

❶ ゆで大豆と里芋をボールに入れ、マッシャーでつぶす。

❷ フライパンに油をひき、みじん切りにした人参と玉ねぎを炒める。

❸ ❶に❷と塩、こしょう、しょうゆを入れてよくこねて、ほどよい大きさに成形する。

❹ 小麦粉をつけ、とき卵にくぐらせた後、パン粉をつける。

❺ 170℃の油で揚げて完成。

02 たんぱく質UP!
「かんたん半熟卵のエッグベネディクト オランデーズソース添え」

Q17 より

材料 1人前

卵……1個
イングリッシュマフィン
　……1個(食パンでも可)
ハム……1枚
スライスチーズ……½枚
オランデーズソース
　　卵黄……½個
　　レモン果汁(酢でも可)
　　　……2〜3滴
　　塩・黒こしょう……少々
　　バター……10g
水……100mL程度(半熟卵用)

作り方

❶ コップに卵を割り、つまようじで卵黄に1〜2ヵ所ほど穴を開け、水を入れて電子レンジ(600W)で30秒程度加熱する(卵白が透明であれば、半熟になるまで加熱する)。

❷ 卵黄、レモン果汁、塩、黒こしょうを混ぜ、溶かしバターを少しずつ入れながらよく混ぜる。とろみがでてきたら、オランデーズソースの完成。

❸ イングリッシュマフィンにハム、スライスチーズをのせてトースターで焼き、❶の半熟卵をのせ、❷のソースをかける。

118

3つの材料を溶かすだけ！

03 「『経口補水液』風ドリンク」

Q18 より

材料 1L分

水……1L
砂糖……20〜30g（大さじ4½、
　ブドウ糖10〜20gだとベスト）
塩……3g（小さじ½）

作り方

❶計量を正しく行う。

❷清潔な容器に入れる。

❸3つの材料を溶かして完成。

ふんわりやわらか！

04 「鶏ひき肉のから揚げ」

Q31 より

材料 2人前

鶏ひき肉……100g
玉ねぎ……100g
レタス・トマト……適量
卵……適量
小麦粉……適量
A
　パン粉・牛乳大さじ1、しょ
　うゆ小さじ2、酒小さじ1、
　砂糖小さじ½、おろしにんに
　く・しょうが適量
B
　しょうゆ小さじ1、
　砂糖小さじ½

作り方

❶玉ねぎはみじん切りにし、炒めて冷ます。

❷❶にひき肉とAを入れてよく混ぜる。

❸❷を一口大に形づくり、耐熱容器に並べて電子レンジで約3分半加熱して、冷ます。

❹❸にBをまぶす。

❺小麦粉、とき卵の順につけ、きつね色に揚げてレタス、トマトを添えて完成。

119

05 カルシウム強化！「鮭ときのこのチーズクリーム煮」

Q40 より

材料 1人前

生鮭……1切
しめじ・舞茸……各¼房
ほうれん草……1束
玉ねぎ（小）……¼玉
A
　┌ 牛乳1カップ、
　│ コンソメ小さじ⅓、
　└ 塩・こしょう少々
酒・こしょう……少々
バター……大さじ½
小麦粉……小さじ2
チーズ……大さじ1

作り方

❶鮭に酒、こしょうを振る。

❷フライパンにバターを溶かして鮭を入れ、周りに野菜をすべて入れ蒸し焼きにする。

❸片面に火が通ってきたら裏返す。

❹両面が焼けたら蓋を開けて焼き目をつけ、小麦粉を野菜にまぶし入れ絡める。

❺Aを入れ、とろみがついたらチーズを入れて溶けるまで加熱する。

06 骨まで軟らかく食べられる！「アジの揚げ南蛮」

Q48 より

材料 2人前

小アジ
　（骨まで食べられる魚、骨が硬い場合は三枚おろしでも可）……120g
野菜……玉ねぎ・ピーマン・
　　　　人参など適量
南蛮漬けタレ
　┌ しょうゆ・酒・砂糖・酢
　│ 　　……各大さじ1
　└ 水……¼カップ
上新粉・揚げ油……適量

作り方

❶野菜を薄切りにする。

❷タレを混ぜ合わせ煮立たせる。

❸小アジの水分をキッチンタオルで拭き取り、上新粉をつける。

❹小アジを180℃の油で揚げる。

❺揚げたての小アジと野菜を❷に入れ、冷蔵庫で一晩漬け込めば完成。

Q49より

07 手軽に高エネルギー！
「かぼちゃのチーズリゾット」

材料　1人前

- ご飯……170g
- かぼちゃ……30g
- 玉ねぎ……¼個
- ベーコン……2枚
- 牛乳……50cc
- とろけるチーズ……1枚
- バター……5g
- コンソメ……大さじ⅔
- 水・粉チーズ……適量
- 塩・こしょう……少々

作り方

❶ フライパンにバターを溶かし、みじん切りにした玉ねぎを炒める。飴色になったら、細切りにしたベーコンを炒め、塩、こしょうで下味をつける。

❷ ご飯と、少量の水、コンソメを入れて1分程度炒め煮する。

❸ 水分が少なくなってきたら、あらかじめレンジで加熱し軟らかくしておいたかぼちゃと、牛乳、とろけるチーズを入れて混ぜ合わせる。

❹ 器に盛り、粉チーズをふって完成。

索　引

あ	亜鉛 · 65, 78, 79
	甘酒 · 56, 68, 69
	アミノ酸スコア · 42, 43
	アルカリ性 · 16, 17
	アルコール · 46, 62, 66, 67, 68, 88, 89
い	イソフラボン · 14, 15
う	う蝕 · 24, 25, 32, 33, 34, 35, 50, 51, 57,
	61, 62, 68, 77, 94, 98, 100, 102, 103
	梅干し · 16, 17, 76, 84, 94
え	栄養成分表示 · 60, 61, 108
	エナジードリンク · 58, 59
	エネルギー · · · · · · · · · · · 15, 16, 17, 25, 31, 32, 34, 35, 36, 37, 38, 40, 43, 48,
	49, 50, 54, 60, 61, 68, 82, 84, 86, 88, 90, 91, 93, 98,
	100, 106, 108, 109, 110, 112, 113, 115, 121
	エネルギー消費量 · 90
	エネルギー必要量 · 90, 91
お	おやつ · 98, 102, 103
か	カカオ · 22, 23, 70, 82, 83
	過剰摂取 · · · · · · · · · · · · · · · 20, 22, 24, 25, 28, 30, 34, 48, 49, 59,
	61, 72, 82, 86, 88, 92, 98, 115
	カテキン · 48, 52, 53, 54
	カビ毒 · 12, 13, 23
	カフェイン · · · · · · · · · · · · · · · · 22, 54, 55, 58, 59, 62, 70, 71, 72, 92
	噛みごたえ · 10, 74
	カリウム · 16, 20, 22, 34, 46, 86, 87
	カルシウム · 16, 28, 46, 51, 64, 65, 92, 120
	肝炎 · 88, 89
	がん患者 · 84, 85
	間欠的絶食 · 36, 37
	肝硬変 · 88
き	義歯 · 74, 78, 110, 111
	吸収率 · 20, 30, 43, 92

	牛乳・・・・・・・・・・・・・・・・・・・・・・・・・64, 68, 84, 92, 105, 119, 120, 121
く	クエン酸・・・・・・・・・・・・・・・・・・・・・・・・・・・・・・・・・・・・・・16, 60, 94
け	経口補水液・・・・・・・・・・・・・・・・・・・・・・・・・・・・・・・46, 47, 62, 119
	血糖値・・・・・・・・・・・・20, 21, 24, 32, 34, 38, 39, 40, 46, 49, 61, 98, 99
こ	口腔乾燥・・・・・・・・・・・・・・・・・・・・・・・・・・・76, 77, 78, 79, 85
	口腔乾燥症・・・・・・・・・・・・・・・・・・・・・・・・・・・・・・・・・・・・・・84, 85
	口腔機能・・・・・・・・・・・・・・・・・・・・・・・・・・・・・・・・41, 50, 76, 77
	口腔機能低下症・・・・・・・・・・・・・・・・・・・・・・・・・・・・・・・・・・76, 77
	高血圧・・・・・・・・・・・・・・・・・・・・・・・・24, 51, 67, 79, 80, 81, 83, 98
	麹菌・・・68
	厚生労働省・・・・・・・・・・・12, 15, 17, 23, 25, 29, 30, 31, 40, 41, 43,
	57, 69, 72, 93, 104, 105, 109, 115
	高齢者・・・・・・・25, 40, 41, 46, 62, 68, 74, 75, 79, 81, 85, 92, 111, 112, 113
	骨粗しょう症・・・・・・・・・・・・・・・・・・・・・・・・・14, 28, 51, 92, 93
	子ども・・・・・10, 11, 33, 61, 65, 70, 71, 98, 99, 100, 102, 103, 104, 107, 109
	五味・・・・・・・・・・・・・・・・・・・・・・・・・・・・・・・・・79, 99, 106, 107
	コンビニ・・・・・・・・・・・・・・・・・・・・・・・・・・・・・12, 22, 58, 108, 109
さ	サプリメント・・・・・・・・・・・・14, 28, 29, 30, 31, 52, 53, 104, 105, 114, 115
	酸性・・・・・・・・・・・・・・・・・・・・・・・・・・・・・・・・・・・・・・・16, 17, 56
し	塩飴・・・24, 25
	脂肪肝・・88, 89
	少食・・・・・・・・・・・・・・・・・・・・・・・・・・・・・・・・・・・・・・・100, 101
	食塩・・・・・・・・・・・・・・16, 20, 24, 25, 80, 81, 86, 87, 88, 89, 108
	食事バランスガイド・・・・・・・・・・・・・・・・・・・・・・・・・・・40, 41, 69
	食品添加物・・・・・・・・・・・・・・・・・・・・・・・・・・・・・・・・・・・・・・12, 13
	食物繊維・・・・10, 14, 18, 19, 20, 22, 26, 38, 39, 42, 43, 57, 94, 108, 109, 118
	食欲不振・・・・・・・・・・・・・・・・・・・・・・・・・・57, 62, 85, 94, 95, 112
	人工甘味料・・・・・・・・・・・・・・・・・・・・・・・・・・・・・・・32, 34, 35, 48
す	水分補給・・・・・・・・・・・・・・・・・・・・・・・46, 51, 60, 61, 62, 63, 102
	水溶性ビタミン・・・・・・・・・・・・・・・・・・・・・・・・・・・・・・・26, 27, 30
	ストレス・・・・・・・・・・・・・・・・・・・・・22, 23, 29, 56, 63, 66, 94, 95
	スポーツドリンク・・・・・・・・・・・・・・・・・・・・・・・・・・・47, 60, 61, 62
	スムージー・・・・・・・・・・・・・・・・・・・・・・・・・・・・・・・・・・21, 26, 27
せ	生活習慣病・・・・・・・・・・・・・・・・・・17, 24, 25, 57, 83, 88, 108, 115, 118

	清涼飲料水 ・・・・・・・・・・・・・・・・・・・・・・・・・・・・・ 48, 50, 58, 68, 71, 88
そ	咀嚼 ・・・・・・・・・・・・・・・・・・・・・・ 11, 27, 74, 75, 76, 85, 100, 111, 112
	咀嚼機能 ・・ 74
た	大豆製品 ・・・・・・・・・・・・・・・・・・・ 14, 16, 17, 18, 19, 88, 92, 105, 108
	唾液 ・・・・・・・・・・・・・・・・・・・・・ 10, 16, 20, 76, 77, 78, 84, 85, 94
	脱水 ・・・・・・・・・・・・・・・・・・・・・・・・・・・・・・・・ 46, 47, 61, 62
	卵 ・・・・・・・・・・・・・・・・ 16, 17, 39, 42, 43, 80, 86, 88, 105, 108, 118, 119
	断食 ・・・・・・・・・・・・・・・・・・・・・・・・・・・・・・・・・・・・・・ 36, 37
	たんぱく質 ・・・・・・・・・・ 10, 14, 26, 38, 39, 40, 42, 43, 54, 56, 64, 65, 67, 69,
	74, 75, 86, 87, 88, 89, 92, 94, 106, 108, 110, 113, 118
ち	腸内細菌 ・・・・・・・・・・・・・・・・・・・・・・・・・・・・・・・・・・・ 18, 56, 57
	チョコレート ・・・・・・・・・・・・・・・・・・・・・ 22, 23, 58, 59, 82, 83, 106
て	低栄養 ・・・・・・・・・・・ 25, 41, 68, 81, 84, 85, 91, 110, 111, 112, 113
	デカフェ ・・・・・・・・・・・・・・・・・・・・・・・・・・・・・・・・・ 70, 71, 72
	適正飲酒量 ・・・・・・・・・・・・・・・・・・・・・・・・・・・・・・・・・・・・・・・ 66
	テクスチャー ・・・・・・・・・・・・・・・・・・・・・・・・・・・・・・・・・・・ 10, 110
	天然甘味料 ・・・・・・・・・・・・・・・・・・・・・・・・・・・・・・・・ 34, 35, 49
と	糖質 ・・・・ 24, 32, 33, 34, 38, 39, 40, 46, 48, 60, 61, 62, 68, 82, 83, 108, 109
	糖質系甘味料 ・・・・・・・・・・・・・・・・・・・・・・・・・・・・・・・・・・・ 32, 34
	糖尿病 ・・・・・・・・・・・・・・・・ 24, 32, 35, 38, 39, 40, 47, 51, 68, 82, 83
	透明飲料 ・・・・・・・・・・・・・・・・・・・・・・・・・・・・・・・・・・・・・ 48, 49
	特定保健用食品 ・・・・・・・・・・・・・・・・・・・・・・・・・・・・・・・・・・ 28, 52
に	日本人の食事摂取基準 ・・・ 15, 17, 24, 25, 30, 31, 43, 69, 93, 108, 109, 114, 115
	乳酸菌 ・・・・・・・・・・・・・・・・・・・・・・・・・・・・・・・・・・ 18, 23, 56, 57
	妊娠 ・・・・・・・・・・・・・・・・・・・・・・・・ 28, 30, 54, 71, 72, 114, 115
ね	熱中症 ・・・・・・・・・・・・・・・・・・・・・・・・・・・ 24, 46, 47, 61, 62, 63
の	農林水産省 ・・・・・・・・・・・・・・・・・・・・・・・・・・ 12, 40, 41, 50, 69
は	発汗 ・・・・・・・・・・・・・・・・・・・・・・・・・・・・・・・・・・・・・・・ 46, 60
	発酵食品 ・・・・・・・・・・・・・・・・・・・・・・・・・・・・・・・・・・・・・ 18, 19
	発達障害 ・・・・・・・・・・・・・・・・・・・・・・・・・・・・・・・・・・・・・・・ 104
ひ	ビタミン ・・・・・・・・・・・・・・・・・ 22, 26, 27, 28, 30, 60, 68, 108, 109
	ビタミンD ・・・・・・・・・・・・・・・・・・・・・・・・・・・・ 28, 51, 65, 92
	非糖質系甘味料 ・・・・・・・・・・・・・・・・・・・・・・・・・・・・・・・・・・・・・ 34

ふ	ブドウ糖	38, 40, 46, 50, 68, 119
	ふりかけ	20, 21
	フレイル	25, 112
	フレーバーウォーター	48, 50
へ	ベジファースト	38, 39
	便秘	18, 19, 31
ほ	ほうじ茶	54
	保存料	12, 13, 98
	ポリフェノール	14, 22, 23, 26, 52, 82, 83
ま	慢性腎臓病	86, 87
み	味覚	78, 79, 98, 99, 104, 106, 107
	味覚障害	78, 79
	ミキサー	21, 26
む	麦茶	54, 62, 63
	6つの基礎食品	104, 105
や	薬剤	32, 34, 78, 79
	野菜ジュース	20, 21
よ	葉酸	27, 28, 30, 68, 114, 115
り	離乳食	98
	緑茶	52, 53, 54, 58, 59, 62, 71
D	DASH食	80, 81

監著者略歴

西岡　心大(にしおか　しんた)
一般社団法人是真会長崎リハビリテーション病院
法人本部教育研修部副部長 兼 栄養管理室室長
藤田医科大学医学部 客員講師
徳島大学大学院医歯薬学研究部 専門研究員

[教育歴]
2002年　東京農業大学応用生物科学部栄養科学科管理栄養士専攻 卒業
2018年　長崎県立大学大学院人間健康科学研究科栄養科学専攻博士前期課程 修了
2020年　徳島大学大学院栄養生命科学教育部人間栄養科学専攻博士後期課程 早期修了

[職歴]
2002年　国立霞ヶ浦病院 栄養管理室
2003年　国立療養所栗生楽泉園 栄養管理室
2005年　医療法人近森会 近森リハビリテーション病院 栄養科
2009年　社会医療法人近森会 近森病院 臨床栄養部 主任
2011年　一般社団法人是真会 長崎リハビリテーション病院 教育研修部
2012年　同栄養管理室 室長
2018年　同人材開発部 副部長(兼)
2022年　同教育研修部 副部長(名称変更)

[公職等]
Academy of Nutrition and Dietetics(米国栄養士会)：Evidence Analysis Library workgroup member (2020-2023)；Japan Country Representative, International Affiliate of the Academy of Nutrition and Dietetics(IAAND)
一般社団法人回復期リハビリテーション病棟協会 理事、栄養委員長
日本リハビリテーション栄養学会 理事、編集委員、管理栄養士部会委員、国際委員 等
日本栄養士会 理事
日本栄養治療学会 代議員、国際教育WG(LLL)委員、管理栄養士・栄養士部会委員 等
日本サルコペニア・フレイル学会 評議員、サルコペニア・フレイル指導士制度委員
日本腎臓リハビリテーション学会 代議員、診療ガイドラインWGメンバー、教育研修委員
日本病態栄養学会 学会誌編集委員
日本摂食嚥下リハビリテーション学会 用語検討委員

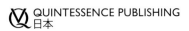

文献ベースで歯科臨床の疑問に答える
チェアサイドQ&A 食と栄養編

2025年1月10日　第1版第1刷発行

監　著　者　西岡心大
　　　　　　にしおかしんた

著　　　者　黒木幸子 / 酒井理恵
　　　　　　くろきさちこ　さかいりえ

発　行　人　北峯康充

発　行　所　クインテッセンス出版株式会社
　　　　　　東京都文京区本郷3丁目2番6号　〒113-0033
　　　　　　クイントハウスビル　電話(03)5842-2270(代表)
　　　　　　　　　　　　　　　　　 (03)5842-2272(営業部)
　　　　　　　　　　　　　　　　　 (03)5842-2278(編集部)
　　　　　　web page address　https://www.quint-j.co.jp

印刷・製本　サン美術印刷株式会社

Printed in Japan　　　　　　　　　　　禁無断転載・複写
ISBN978-4-7812-1110-7　C3047　　　落丁本・乱丁本はお取り替えします
　　　　　　　　　　　　　　　　　　定価はカバーに表示してあります